Superzumos verdes

BLANCA HERP

© 2018, Blanca Herp

© 2018, Redbook Ediciones, s. l., Barcelona

Diseño de cubierta: Regina Richling

Diseño de interior: Primo Tempo

ISBN: 978-84-9917-531-7

Depósito legal: B-14.005-2018

Impreso por Sagrafic, Pasaje Carsi 6, 08025 Barcelona

Impreso en España - *Printed in Spain*

Índice

1. Vamos a hacer zumos

Exprimidor, 9. ¿Comprar una licuadora tradicional o un extractor "Cold Press"?, 10. ¿Batidora o licuadora?, 11. Batidora, 11. Germinador, 11. Extractores de jugo de germinados, 12. ¿Cómo limpiar los alimentos de piel fuerte?, 13. Otros utensilios, 13.

2, Sabor y salud para todos: los zumos son un placer

¡Siempre a sorbitos!, 15.

3. Frutas y verduras para beber.

Frutas nuevas y clásicas, bien combinadas con hortalizas, 19. Qué superalimentos nos convienen, 19. Fruta madurada al sol y en el árbol, 20. Antioxidantes frente a los radicales libres, 21. Zumoterapia, ¿Zumos de frutas para curar enfermedades?, 22. ¿Qué son los polisacáridos?, 24.

4. Algunas nuevas frutas y hortalizas

Açaí, la fruta del Amazonas, 27. Combinaciones con açaí, 27. Goji, la fruta del Himalaya, 28. Recetas con goji. El jugo, 29. Granada, la fruta del paraíso, 30. Zumo de granadas en la cocina. Extraer el zumo, 31. Aloe vera para beber, 33. Noni, el jugo de la vida, 35. Receta depurativa y energética, 35. Bebida depurativa con noni, 36. Frutos rojos y frutos del bosque, 37. Refrescos de frutas rojas y flores, 38. Sorbete de frutos rojos, 40.

5. Los endulzantes

¿Es nocivo el azúcar?, 41. ¿Hay alternativas al azúcar?, 42. Plátanos y dátiles. Endulzar directamente con frutas, 44.

6. Compatibilidades de frutas y verduras

Energía cruda antiedad, 45. Cómo combinan las frutas, 46. Compatibilidades, 47. ¿Dónde está el problema?, 47. Los cuatro errores, 48. Otros consejos, 50. Buenas combinaciones de frutas, 50. ¿Es necesario comer tanto?, 51.

7. Los jugosos zumos de frutas y verduras
Cuatro Estaciones de bebidas saludables con zumos verdes
La zanahoria, reina de los zumos, 53. Notas del chef, 53. Las recetas. Primavera, 57. Verano, 64. Otoño, 71. Invierno, 77.

8. Los zumos más verdes
Los jugos de germinados, un torrente de clorofila
Energía natural, 89. La clorofila y la sangre humana, 90.

9. Brotes de semillas germinadas
El proceso de germinación, 91. Cómo hacer germinados en casa, 92. Cualidades excepcionales, 92. Germinados de alfalfa, 93. Hierba del trigo, el maná verde. Elaboración del trigo germinado y el jugo de hierba del trigo, 95. Hierba de cebada, 97. Receta de Rejuvelac, 98.

10. Zumos y jugos detox
Un gran aporte, 99. Los efectos, 100. Recetas, 101.

11. Salud con zumos
Zumoterapia. Una vida más natural,113. Zumos en caso de algunos trastornos comunes, 113.

12. Smoothies, una fiesta con fruta
Fruta para beber, 141. La pulpa… y el alcohol, 142. Smoothies en casa: los utensilios, 142. Ejemplos de smoothie (para una persona), 143. Recetas, 143.

13. Aguas refrescantes
Antes de empezar… algunos consejos, 148. Los beneficios. Otra versión del agua, 148. Elegir la fruta y la verdura, 149. Combinaciones y peligros que conviene evitar, 149. Los ingredientes, 149. Algunos consejos, 150. Qué hacer con la fruta ya utilizada, 151. Las recetas, 152.

Zumos en casa, placer y salud

Energéticos, purificantes, vitamínicos... Los jugos frescos de frutas y verduras son una fuente inagotable de salud y vitalidad, y a la vez un alimento depurativo y desintoxicante cuyo alto poder curativo contribuye a reforzar las defensas del organismo. Además, son muy fáciles de preparar en casa, a condición de tener los utensilios adecuados y un poco de práctica, para que no nos lleve mucho tiempo.

Presentamos el resultado de muchos años de experiencia diaria elaborando toda clase de zumos naturales. Por ejemplo, veremos cómo a partir de uno de los más básicos, como puede ser el zumo con zanahoria y manzana, las posibilidades de disfrutar los sabores más deliciosos son casi ilimitadas y con toda clase de ventajas y beneficios para el organismo.

Más allá de las modas, los zumos y bebidas son una fuente de bienestar. Y la llegada de nuevas frutas, así como el descubrimiento de la extraordinaria riqueza en antioxidantes en otras, como la granada, pone de nuevo en evidencia los beneficios de las frutas y las hortalizas para disfrutar de buena salud y larga vida: cada vez es más habitual escuchar palabras como «polisacáridos» o «flavonoide» y por eso veremos brevemente qué significan y por qué son tan valiosos.

También vale la pena destacar la presencia creciente en la cocina de los germinados de semillas, con los que podremos obtener unas maravillosas bebidas verdes, muy ricas en clorofila y otras sustancias vitales.

Comentamos también las buenas combinaciones y compatibilidades de los alimentos –a tener en cuenta antes de elaborar vuestros zumos–, y se incluyen otras bebidas saludables, tanto las más festivas como las indicadas en caso de trastornos concretos.

¡A vuestra salud!

Blanca Herp

RECETAS MUY SALUDABLES PARA TODO EL MUNDO

Todas las recetas de este libro son sin alcohol y aptas para personas vegetarianas. Pueden convertirse en veganas muy fácilmente. Basta con sustituir la leche por leche vegetal y la miel por siropes, como el de manzana, de uva, de ágave (mejor si es de absorción lenta), de savia, de arce o de cereales.

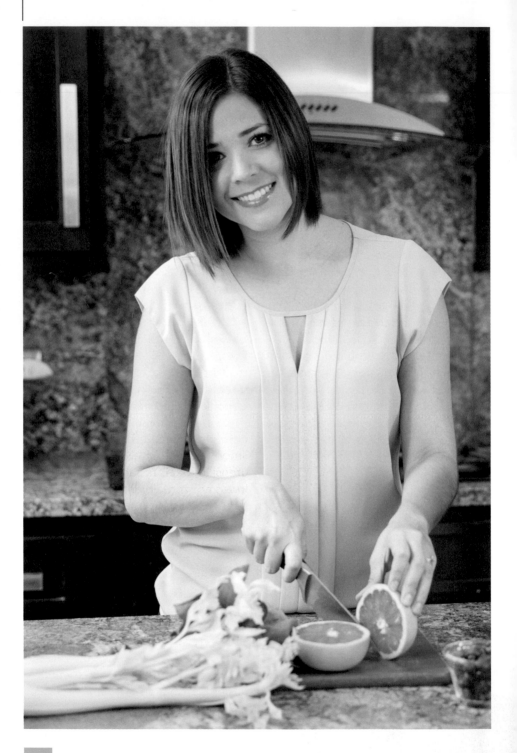

Vamos a hacer zumos

Los zumos saludables en casa

Recordad siempre que lo que vaya a parar a la batidora, el exprimidor o la licuadora es lo que luego vais a beber y asimilar, por lo que hay que tomar precauciones: lavar bien las frutas y hortalizas, desestimar las partes y trozos estropeados o no comestibles, pelar la fruta que lo requiera…

Siempre que sea posible elegiremos las frutas y verduras de cultivo ecológico.

La mayoría de utensilios son asequibles, fáciles de conseguir y es pro-

bable que la mayoría los tengáis ya en casa. Recordad que en la cocina siempre conviene incluir mucho cariño y amor… y manos a la obra:

Utilizaremos tres valiosos utensilios: 1) exprimidor de cítricos; 2) extractor cold press (ideal para fruta y verduras de hoja), o licuadora (sobre todo para hortalizas de raíz, como zanahorias y remolachas); y 3) batidora, tanto si es de brazo (tipo pimer) como las de vaso, más cómodas (tipo túrmix o vitamix). Como batidora, valen también los robots de cocina tipo thermomix.

Exprimidor

Para los cítricos (mandarina, naranja, limón y pomelo) el exprimidor es el utensilio ideal. Ya sabéis, se cortan las frutas horizontalmente por la mitad. El exprimidor manual es muy práctico, manejable y fácil de limpiar si se trata de exprimir cantidades pequeñas. El eléctrico se puede utilizar para más cantidad.

Teniendo en cuenta que las vitaminas de los cítricos sí se conservan durante un tiempo, los exprimidores de las tiendas de zumo de naranja fresco y embotellable se han popularizado, no sólo por la comodidad. Se sabe que en restaurantes y otros establecimientos se suele añadir un poco de lejía a las frutas para lavarlas (y así evi-

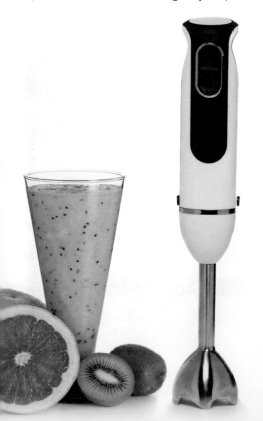

tar contaminación por microorganismos), lo cual, curiosamente, contribuye a potenciar ligeramente el sabor.

¿Comprar una licuadora tradicional o un extractor "Cold Press"?

La **licuadora** es el aparato estrella para elaborar zumos vegetales, especialmente de las raíces, o verduras fibrosas o duras, como la zanahoria.

La rejilla, el motor y la cuchilla han de ser de acero inoxidable. Y es importante que la cuchilla y el motor unidos tengan la fuerza suficiente para funcionar eficazmente con grandes cantidades de piel, tallos y cortezas. Es conveniente vaciar con frecuencia el depósito de la pulpa. Si tenéis jardín, utilizad la pulpa para hacer abono.

Una vez utilizada, hay que lavar enseguida la licuadora con agua; de lo contrario la pulpa se endurecerá y dificultará la limpieza. La rejilla es la única pieza que necesitará un cepillo o una esponja suave, que no raye. No se necesita jabón.

Haremos esta operación cada vez que hagamos zumos. Y, de vez en cuando, se recomienda sumergir todas las piezas de la licuadora en el fregadero limpio, lleno de agua caliente en la que se diluye un poco de detergente y un par de gotas de lejía. Se dejan las piezas (desmontadas) en esta solución durante toda la noche y desaparecerán completamente las manchas de zanahoria y otros alimentos. Luego enjuagaremos cuidadosamente cada pieza antes de volver a montarlas.

Las licuadoras eliminan la pulpa de la fruta al extraer el zumo, y con razón son criticadas, pero valen la pena porque, cuando alguien decide introducir cambios en su alimentación convencional, las "nuevas" bebidas —para estas personas— se convierten en un placer que beneficiará inmediatamente su salud.

Los **extractores "Cold Press"** ya no resultan tan caros y vale la pena elegirlos porque "mastican" la fruta y verdura y el resultado es mejor: conservan más los enzimas y micronutrientes en muchos casos, por ejemplo, con fresas, uva, melocotón, verdura de hoja verde, algunas leches vegetales y cremas de frutos secos, e incluso con germinados. Sólo se necesita trocear más los alimentos. La licuadora tradicional destaca si queremos obtener un buen jugo de zanahorias, otras hortalizas de raíz o alimentos duros de este tipo.

¿Batidora o licuadora?

Las dos. La batidora tritura las frutas, o las hojas verdes y tomates convirtiéndolas en puré, mientras que la licuadora extrae el zumo de las frutas o verduras separándolas de las fibras que son difíciles de digerir (aunque incluso el zumo sigue conservando una pequeña parte de la fibra soluble. Es mejor disponer de las dos; ambas tienen además precios bastante asequibles.

Antes de comprar una licuadora conviene tener en cuenta la cantidad de comensales. Si es para una sola persona, bastará con una licuadora pequeña, pero si sois más de tres en casa, o pensáis hacer zumo a menudo, será mejor una licuadora potente, que tenga al menos dos velocidades.

Batidora

La batidora es muy útil para hacer purés y jugos o zumos más espesos. Mantiene gran parte de los ingredientes y también es ideal para hacer mezclas de zumos que no se pueden lograr solamente con la licuadora. Por ejemplo, los plátanos son demasiado blandos para hacer zumo, pero los

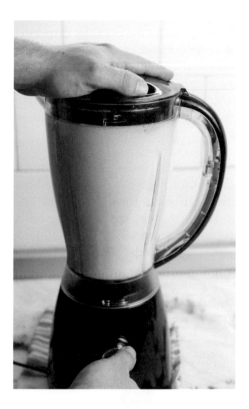

podéis mezclar con zumo de naranja o de piña para obtener una excelente bebida tropical. Plátano, kiwi y zumo de naranja es otra buena fórmula para batidora.

Como además de zumos se utiliza la batidora a diario para preparar condimentos para ensaladas, salsas, etc., recomendamos comprar una batidora que tenga un motor potente, y no pierda fuerza con el uso.

Germinador

El germinador no es para hacer zumos, pero será nuestro "pequeño secreto" para preparar excelentes bebidas revitalizantes. Si no disponéis de un germinador con más de una bandeja, podéis comprar tres frascos de 20 cm de altura como mínimo para hacer los germinados más comunes: trigo, soja... Los frascos deben cerrarse con unas tapas con orificios.

Los germinados nos ayudarán a realizar unos zumos muy originales y extraordinariamente nutritivos y curativos. Los encontramos cada vez más a menudo para rematar ensaladas y sopas, y nosotros los vamos a utilizar en los zumos, a condición de beberlos siempre recién licuados.

Alfalfa. Para obtener germinados de alfalfa basta con mojarlas y colocarlas sobre un trapo húmedo.

Un consejo al preparar jugos de germinados que sirve para todos los zumos: hasta que no se coge un poco de práctica con las medidas hay que probar con cantidades muy moderadas y vigilar con los endulzantes. Lo mejor es tomar el jugo de los germinados en pequeñas dosis junto a otro zumo. Podéis combinar estos jugos con menta, zumo de manzana o de zanahoria.

Extractores de jugo de germinados

• Para preparar zumos de germinados, lo más fácil es **envolverlos** en una hoja de lechuga o de repollo antes de introducirlos en la licuadora. Si dispo-

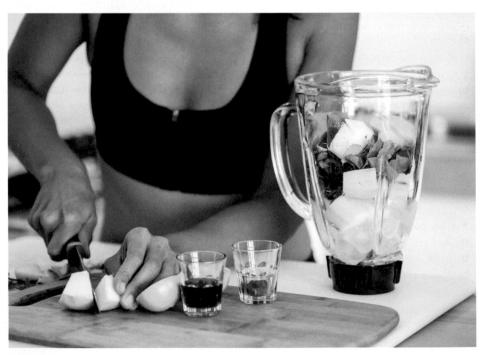

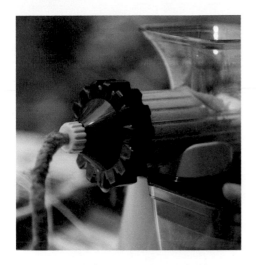

Utilizad un cepillo de cerdas duras para limpiar alimentos de piel fuerte, como la patata y la zanahoria. Este utensilio es especialmente importante para las hortalizas biológicas que, aunque no tienen pesticidas, pueden tener restos de tierra. Este mismo cepillo también puede utilizarse después para limpiar la rejilla del filtro de la licuadora.

Otros utensilios

Aunque no son imprescindibles, también viene bien contar con una picadora o **molinillo** de café manual para triturar pequeñas cantidades de frutos secos y semillas, una **tabla para cortar** y un **vaso medidor**, con los centímetros cúbicos (cc) marcados. No es esencial, pero resulta útil para ver exactamente la cantidad de zumo que se puede extraer de cada fruta u hortaliza. Es importante en el caso de los zumos de verduras, ya que se tienen que mezclar con otros zumos y además sólo deben tomarse en cantidades moderadas (entre 50 y 80 cc cada vez).

néis de "Cold Press" el resultado es más que aceptable en casi todas las semillas y germinados.

• Existe también un excelente equipo para **extraer el jugo de la hierba del trigo** y los germinados en general, que además ahora ya se puede conseguir (eléctrico) a precio relativamente asequible. Los hay ya de bastantes marcas, Philips, por ejemplo.

• Además del sabor de la propia clorofila, el **jugo de germinados** suele poseer un sabor fuerte, pero conviene acostumbrar el paladar, porque enriquece cualquier zumo. Beber despacito y con moderación.

• La rápida popularización de las **semillas de chía** no sólo está en sus extraordinarias propiedades, sino también en su versatilidad en la cocina: las podemos encontrar ya en patés, ensaladas, infinidad de postres y recetas… y también en zumos, tanto enteras como semitrituradas.

Os irá muy bien disponer de un par de **jarras** (y una que sea medidora), **vasos** y **copas** de modelos y tamaños variados, **embudo**, **colador** de reserva, pajitas para fiestas o para los cítricos, **paleta** o cuchara de madera, **cubierto** para hacer bolitas y **cepillitos** para limpiar algunas frutas y hortalizas y otros para los rincones de los aparatos.

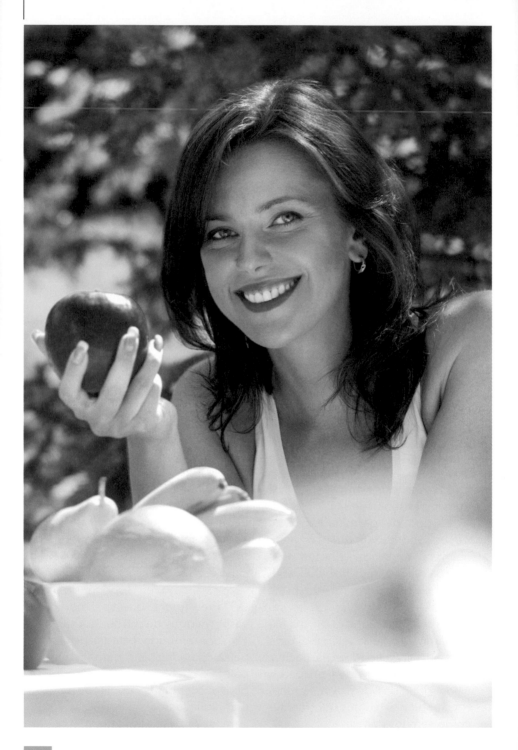

Sabor y salud para todos: los zumos son un placer

¡Siempre a sorbitos!

Antes de paladear los zumos más deliciosos hay que recordar la importancia de masticar los alimentos, así que es importante saborearlos siempre bien y no olvidéis que hay **beberlos siempre muy despacio y a sorbitos**. Además, dejando de lado las personas que han de seguir una dieta líquida, se aconseja no tomar más de dos zumos al día.

En cuanto a la **fibra**; es cierto que, si los licuamos –sólo si los licuamos–, los ingredientes pierden una buena parte de su pulpa (¡por eso se convierten en una bebida!), pero eso no quiere decir que por el hecho de preparar un buen zumo o batido vayan a perder su valioso poder. Bien al contrario, los zumos suelen ser una excelente manera de tomar más fruta que, de lo contrario, a menudo terminaría sus días en el frigorífico hasta estropearse. Así que bastará con seguir algunas recomendaciones:

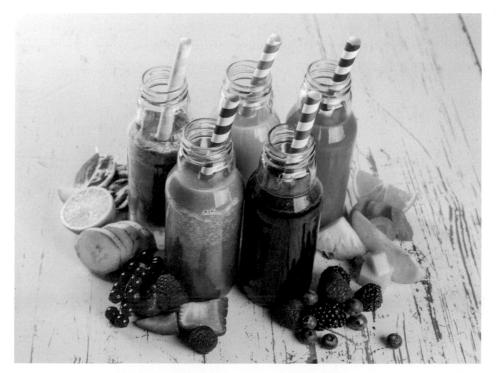

• Preparar zumos y jugos combinando el equipo básico (exprimidor, licuadora y batidora), es decir, **con líquidos** (como el licuado de zanahorias) **y sólidos** (las frutas bien limpias y troceadas) en la batidora: entonces sí se aprovecha toda la fruta. Además, si la fruta es ecológica podéis echar hasta la piel. En el caso de cítricos, preferiremos el exprimidor (podemos combinar licuadora y exprimidor, además de que también se puede extraer el zumo de los cítricos, pelados, en la licuadora.

Un ejemplo de **combinación de licuadora y exprimidor**, en el caso de cítricos: zumo de naranja y zanahoria con perfume de apio (poca cantidad de apio, porque el sabor del apio es intenso y con mucha personalidad).

• Conviene **beberlos despacio, a sorbos**, saboreándolos bien. Hay que dejar que la propia saliva nos ayude a digerirlos ya desde la boca. Recordad que los zumos poseen una gran ventaja, y es que son muy fáciles de absorber por el organismo. ¡Que eso no se convierta en desventaja!

• **No conviene mezclar demasiado** los ingredientes. Mezclar frutos exóticos, tropicales o semi tropicales con otros alimentos, leche, cereales… hará que el organismo tenga que gastar más energía y retrase su asimilación. Es mejor beber los zumos solos, y luego, al cabo de un buen rato, desayunar o merendar. Sólo el muesli con frutas, que de todas formas no es un zumo, podría ser una excepción a esta regla, y con matices.

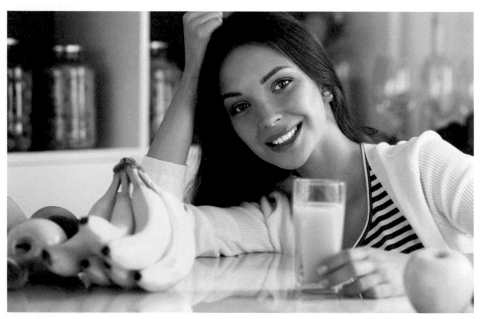

• Los zumos de **verduras verdes** se han de mezclar **con zumos más suaves** y dulces, como los de zanahoria o manzana. De no ser así es fácil que resulten pesados de digerir. Los zumos verdes se obtienen de casi todas las verduras: espinacas, brécol, col, lechuga, perejil... Hay que llenar sólo una cuarta parte del vaso, o poco más, con zumo verde. El resto debe ser zumo de zanahoria y/o de manzana.

• No conviene beber más de medio vaso (120 cc.) de zumo de **remolacha**.

• El **melón**, tanto entero como batido, no combina bien con ningún otro alimento. Es mejor tomarlo siempre sólo.

• No conviene beber zumos **después de las comidas** principales porque suelen interrumpir o dificultar la digestión de los alimentos. Por el contrario pueden ser un buen aperitivo antes de comer, en especial para personas con sobrepeso, porque suelen ejercer un efecto saciante.

• Los zumos preparados en exprimidor y en la batidora, tanto de brazo como de vaso, mantienen todas las propiedades del alimento original; sólo los zumos elaborados con las licuadoras pierden parte del contenido en fibra. Y, aunque contienen todas las vitaminas hidrosolubles, pierden auxonas (responsables de la regeneración celular), como señaló el profesor alemán Dr. W. Kollath. Pero eso ocurre sólo en los licuados, y no en todos por igual.

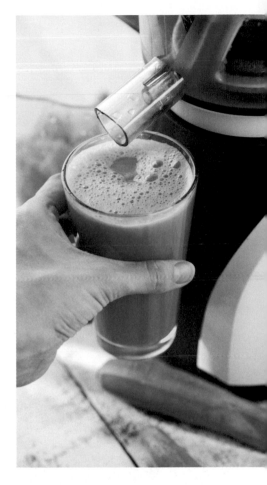

• Dos vasos de zumo al día proporcionan un buen número de sustancias vitales complementarias. A partir de cuatro vasos puede considerarse como cura terapéutica, que puede llegar a los cuatro litros si se trata de ayunos con zumos vegetales.

• Los **zumos ácidos** pueden tomarse con ayuda de una pajita para que el ácido no dañe el esmalte de los dientes.

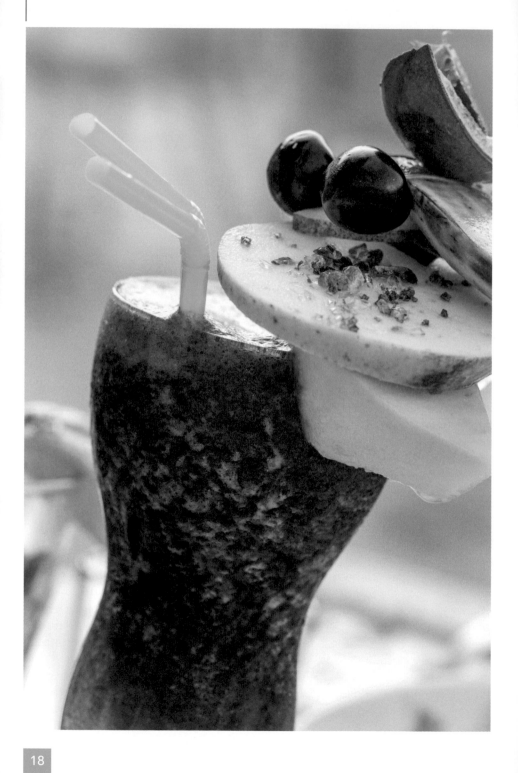

Frutas y verduras para beber

Los superingredientes más saludables

**Frutas nuevas y clásicas,
bien combinadas con hortalizas**

El açai, al noni y el goji son dos superalimentos con grandes propiedades antioxidantes, pero su hábitat
natural está muy lejos de nuestro país.
Por suerte no son las únicas. Aquí tenemos granadas y aloe vera, junto a
infinidad de frutas y hortalizas, para
nuestros zumos. ¿Por qué algunas
frutas son tan importantes? Todas nos
ayudan a estar más en forma y todas
son ricas en antioxidantes. Pero algunas, además, son muy ricas en **polisacáridos** (ver recuadro), un elemento
clave en el diálogo que mantienen las
células entre sí y su papel, activo y tonificante, en la actividad de las defensas del organismo.

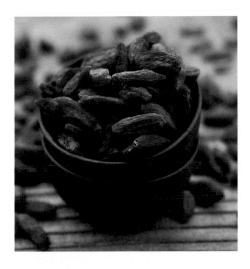

**Qué superalimentos
nos convienen**

Aquí os resumimos algunos, junto a
los que todos conocemos hemos elegido, entre otros:
• **Hortalizas y verduras:** lechuga (*Lac-
tuca sativa*), col kale (*Brassica oleracea*), espinacas (*Spinacia oleracea*),
endibias (*Chichorium endibia*).
• **Brotes germinados, "greeners":**
brotes germinados de alfalfa (*Medica-
go sativa*), de lentejas (*Lens culinaris*),
de sésamo (*Sesamus indicum*), de calabaza (*Cucurbita*)… y también hierba
del trigo (*Triticum aestivum*),
• **Algas de mar y de lago:** espirulina
(*Panacea marina*), clorela (*Chlorella*),
nori (*Porphyra*), kelp o kombu (*Ma-
crocystis pyrifera*), wakame (*Undaria*

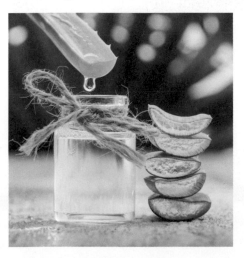

pinnatifida), dulse (*Palmaria palmata*). Setas: shiitake (*Lentinula edodes*), reishi (*Ganoderma lucidum*), maitake (*Grifola frondosa*), chaga (*Inonotus obliquus*),

• **Plantas medicinales y especias:** aloe vera (**Aloe vera barbadensis**), ashwaganda (*Whitania somnifera*), ortiga (*Urtica doica*), té verde (*Camelia sinensis*), cúrcuma (*Curcuma longa*), moringa (*Moringa oleífera*), jengibre (*Zingiber officinale*), Equinácea (*Echinacea purpurea*),

• **Frutas, frutos secos y semillas:** açaí (*Euterpe oleracea*), goji (*Lycium barbarum*), granada (*Punica granatum*), noni (*Morinda citrifolia*), mangostán (*Garcinia mangostana*), camu-camu (*Myrciaria dubia*), maca (*Lepidium meyenii*), semillas de lino (*Linum usitatissimum*), de chía (*Salvia hispánica*),

Elegiremos siempre los más asequibles y cercanos. Los vegetarianos no veganos podéis añadir la miel, el polen y propóleo y la jalea real.

Fruta madurada al sol y en el árbol

Hay demasiada fruta que no sabe a nada porque se cosecha verde y no recibe los azúcares naturales de la lenta maduración. Es normal que los paladares infantiles prefieran pastelitos y chuches azucarados pero, si se acostumbran al azúcar, el hábito se convierte en una peligrosa adicción, comparable a la de una droga. Entonces, ¿cómo podremos dar fruta a los niños y pretender que les guste? ¿Cómo puede entonces competir la fruta con toda suerte alimentos rebosantes de refinado azúcar blanco? Cada vez que

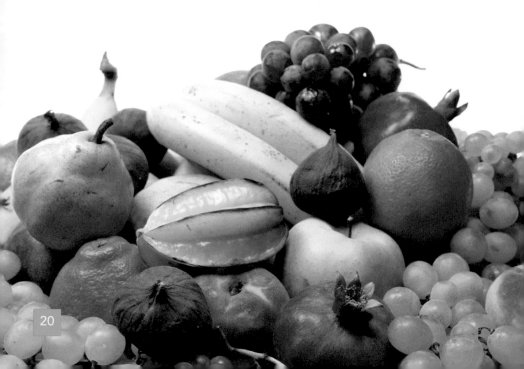

ANTIOXIDANTES FRENTE A LOS RADICALES LIBRES

¿Qué es un radical libre?

Es un átomo de O2 (oxígeno) con 7 electrones (el átomo estable de oxígeno tiene 8 electrones y se vuelve inestable cuando pierde 1 electrón), al faltarle ese electrón, lo toma prestado de la membrana celular y produce así otro radical libre más, dando lugar a una reacción en cadena. Esta reacción en cadena se combate con la acción de los antioxidantes, que neutralizan los átomos de oxígeno.

Los antioxidantes

Nuestro cuerpo produce sustancias destinadas a unirse a los radicales libres y neutralizarlos. En los alimentos que ingerimos también hay sustancias —los antioxidantes— que ayudan en esta tarea. Los antioxidantes donan electrones y así evitan que los radicales libres los roben de nuestras células. Esta acción de los radicales libres como agentes de envejecimiento comenzó a estudiarse a mediados de la década de 1950. Se sabe, por ejemplo, que algunas vitaminas (C, E), minerales (selenio, zinc, manganeso, cobre) y el betacaroteno de las zanahorias poseen propiedades antioxidantes. Lo que se ha descubierto es que un buen número de alimentos vegetales poseen propiedades antioxidantes que a menudo son mucho más poderosas que las de las vitaminas conocidas.

¿Por qué los vegetales? Porque gracias a la fotosíntesis conocen bien el oxígeno (producen su propia energía liberándolo) y han desarrollado diversas sustancias antioxidantes para protegerse de él.

Otro dato importante sobre los antioxidantes: ninguno tiene la capacidad de controlar los diversos tipos de radicales libres y productos de oxidación que se producen en el organismo. Algunos antioxidantes se encargan de un tipo de radical libre mientras que otros se encargan de otros.

Pero cuando un antioxidante lleva a cabo su labor protectora se convierte también en un radical libre, así que no se trata de ingerir grandes cantidades de un antioxidante, sino que es mejor seguir una dieta variada y equilibrada rica en frutas y verduras (preferiblemente crudas: también en eso los zumos son tan interesantes), que nos aporte cantidad y variedad de antioxidantes.

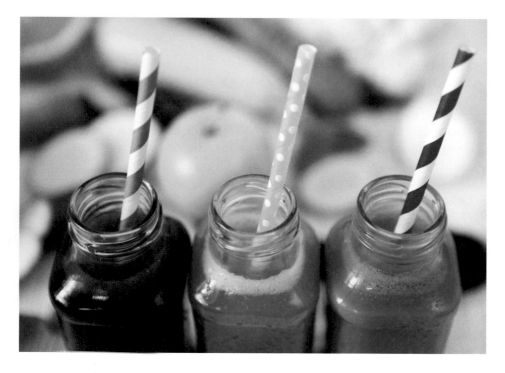

logremos alguna pieza de fruta un poco madura, dulce y jugosa, podemos prepararla apetecible, troceada, chafada en puré… ¡o en zumos!

¿Por qué los zumos? Porque se consumen demasiados alimentos industrializados, cercanos al venenoso trío (azúcar-grasas-sal) tan peligroso para la salud. O lo que es igual, a más sed garantizada de antemano. Utilizaremos su riqueza en saludables fitoquímicos como un sabrosísimo y valioso recurso para la salud.

Probadlo: basta con levantaros media hora antes, y tener a punto unas manzanas o zanahorias; un trocito de jengibre y algo de remolacha obtendréis enseguida un zumo delicioso. Para 3-4 personas la preparación no llevará mucho más de veinte minutos, si son zumos que requieran más de un utensilio.

Se combina con un poco de gimnasia antes de salir a caminar un buen rato y tomar una buena ducha y el desayuno. ¡Todos podemos hacerlo!

Zumoterapia. ¿Zumos de fruta para curar enfermedades?

Los doctores Richard Béliveau y Denis Gingras publicaron en el Quebec una obra de referencia ("*Les aliments contre le cancer*", edición en español: RBA), esencial para establecer científicamente el relevante poder curativo y preventivo de enfermedades que poseen las frutas y hortalizas en la alimentación. En nuestro país contamos con la obra más completa y actual de la Dra. Odile Fernández ("*Mis recetas contra el cáncer*", Ed. Urano), en la misma línea de medicina integrativa.

Se están descubriendo propiedades curativas insospechadas en la mayoría de frutas y hortalizas. Ahora bien, cuando leemos que "el zumo del arándano es bueno en caso de Alzheimer", o bien "el zumo de granada ayuda a curar el cáncer de próstata", ¿qué cabe pensar? ¿Realmente curan, estos zumos, esas enfermedades tan complejas? Sabemos que son más caros, pero ¿son mejores que el zumo de naranja de toda la vida? ¿Por qué?

Una cualidad importante de estos zumos reside en su elevado poder antioxidante para eliminar radicales libres, las moléculas inestables del oxígeno que se forman en un metabolismo normal. Una presencia demasiado alta de radicales libres puede dañar las células y conducirnos al cáncer, o a trastornos cardiovasculares, artritis o a enfermedades degenerativas como Alzheimer.

Según un estudio de 2006, los frutos rojos como la zarzamora, grosella, fresas, frambuesas o arándanos están entre los primeros 50 alimentos con más cantidad de antioxidantes por ración. También aparecen la naranja, la manzana y el mosto de uva negra.

Con todo, vale la pena considerar también la fruta como un todo. Que un alimento posea un alto contenido en antioxidantes no lo convierte en una panacea que forzosamente vaya a curar toda clase de enfermedades. El organismo no puede absorber ni metabolizar todos los antioxidantes, así que el único modo de saber a ciencia cierta sus efectos es estudiando los efectos de cada fruta por separado y de cada zumo con los ingredientes juntos, lo cual es una laboriosísima tarea. Es cierto, por otra parte, que en la Terapia Gerson contra el cáncer determinados zumos tienen un papel relevante. En todo caso, sí que podemos tener siempre en cuenta su beneficioso papel para las células y el organismo en general.

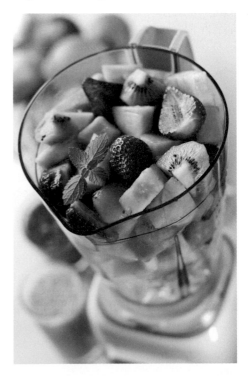

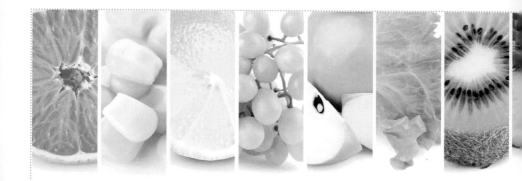

¿QUÉ SON LOS POLISACÁRIDOS?

En la década de 1970 se descubrieron unos carbohidratos conocidos como polisacáridos. Veinte años después se empezaron a estudiar en serio y en 1996 una publicación importante (Harper Biochemistry) inició el capítulo de las glicoproteínas.

Antes de que se descubriera su importancia, los carbohidratos en general eran considerados simplemente como una fuente de energía y nunca se había pensado que tuvieran un papel relevante en el funcionamiento del sistema inmunitario. Su relevante papel en el organismo es muy complejo, pero en resumen se conocen también como gliconutrientes o polisacáridos esenciales. Por ejemplo, la manosa, que es uno de los polisacáridos esenciales presentes en el aloe vera y que los investigadores han identificado como importante para la salud, dado su papel activador del sistema inmunitario.

Estos polisacáridos esenciales se adhieren a moléculas de proteína en la superficie de las células y forman unas estructuras llamadas glicoproteínas, A través de las glicoproteínas el cuerpo transmite mensajes biológicos. No se sabe todavía muy bien cómo sucede, pero así es. Hay una especie de "pelitos" exteriores (¿antenas?) de las células que facilitan cierta comunicación entre ellas. Y los gliconutrientes adheridos a estos pelitos serían los mensajeros entre células. Son mensajes de apoyo entre sí, ante las necesidades básicas como la propia nutrición, reparación y protección, o para alertar al sistema inmunitario. Las células utilizan su propio lenguaje para comunicar qué tipo de células son, si están sanas o enfermas, para reconocer otras células y también para reconocer y protegerse de virus, bacterias y microbios.

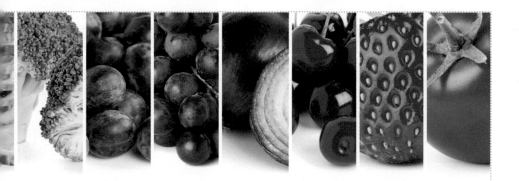

Glicoproteínas

A través de las glicoproteínas (o "glucoproteínas": nutrientes añadidos a moléculas de proteína en la superficie celular) las células transmiten entre sí informaciones básicas para los procesos vitales. Estos carbohidratos se combinan de innumerables maneras para formar cada "palabra". Si surgen errores en la creación de estas "palabras" pueden aparecer problemas de salud.

Hasta hace poco se conocían ocho gliconutrientes esenciales, ahora ya se conocen diez (glucosa, galactosa, manosa, xilosa, fucosa, arabinosa, N-acetilglucosamina, N-acetilgalactosamina y el N-Acetil-Neuramínico y ácido deoxinonulosónico).

Dos de los diez gliconutrientes necesarios para la comunicación celular se encuentran ampliamente en la naturaleza: la glucosa y la galactosa. El organismo puede obtener los restantes a partir de estos dos primeros, pero el proceso requiere mucha energía, algunas vitaminas como catalizadores, y entre nueve y treinta y cuatro operaciones enzimáticas.

La leche materna contiene cinco de los diez gliconutrientes esenciales, y el organismo del bebé posee la capacidad de producir los cinco restantes. Sin embargo, el estrés, las toxinas, la falta de enzimas en el organismo, la sobrecocción de alimentos, una nutrición desequilibrada y la agricultura convencional con químicos nocivos hacen muy difícil la obtención y conversión de estos nutrientes para garantizar los diez carbohidratos tan importantes.

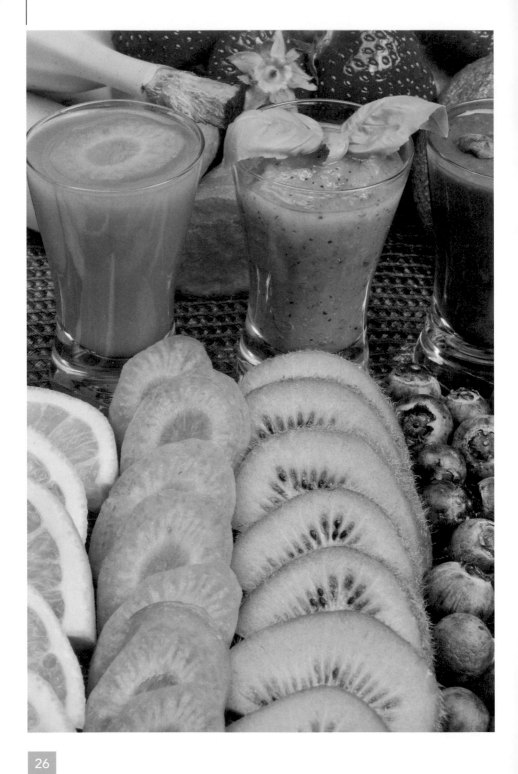

Algunas nuevas frutas y hortalizas

Todos conocemos bien la fruta cercana de toda la vida: manzanas y peras, naranjas y limones, piña y plátano… Ahora disponemos igualmente de otras frutas, tanto o más nutritivas y ricas en antioxidantes y polisacáridos. Tonifican el organismo, revitalizan, previenen y curan un sinfín de enfermedades y retrasan el envejecimiento.

Açaí, la fruta del Amazonas

El açaí (*Euterpe oleracea*) es un fruto muy parecido a la uva, de color azul púrpura y que crece asilvestrado de una variedad de palmeras en el Amazonas. El principal alimento extraído del açaí es su "vino", un jugo que está contenido de la pulpa, que es un macerado con el color del mosto de uva negra.

Recién cosechado

El açaí mantiene activas todas sus magníficas propiedades salutíferas durante unas pocas horas una vez cosechado del árbol, una palmera que crece en la selva y que llega a medir más de 20 metros de altura. Las uvas se recolectan en canastos que se llevan en barcas al mercado por la noche para que a primera hora ya estén a punto y sin perder sus propiedades. Cada palmera de açaí produce unos 20 kilos de fruta al año.

El açaí es increíblemente energético y nutritivo, además de un buen desintoxicante y antiinflamatorio, muy rico en antioxidantes. Su fuerza es cinco veces más potente que la del gingko biloba, ayuda a controlar el colesterol y la diabetes, fortalece el sistema inmunitario y el corazón en general. También ayuda a mantener la próstata con salud en los varones mayores.

COMBINACIONES CON AÇAÍ

Tanto entero como en zumo combina muy bien con la mayoría de frutas y otros alimentos:
- Açaí, plátano y miel.
- Açaí, plátano y miel, añadiendo acerola, o bien anacardos, o mango, o guanábana, o maracuyá.
- Açaí, plátano, guaraná.
- Un tazón con cereales, plátano chafado y açaí.
- Un tazón de copos de avena, miel, rodajas de plátano y açaí.
- Açaí con zumo de uva (existe un preparado de Optima Health / Evicro)
- Açaí con granada, frambuesa y arándanos (existe un preparado de Merlin Natural Health).

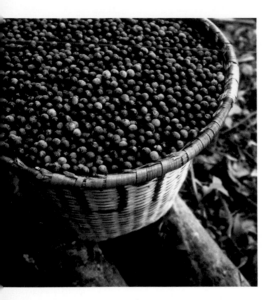

Las bayas de açaí son ricas en un sinfín de minerales y proteínas, vitamina E, fibra y aceites esenciales omega. Y son especialmente ricas en antocianinas, los pigmentos bioflavonoides antioxidantes. Con açaí también se elaboran en Brasil helados, batidos y repostería. De su pulpa se puede obtener una especie de néctar o sirope, y allí más de 1,5 millones de personas lo beben más que la leche: se consumen más de 200.000 litros de açaí ¡al día!

Es un excelente sustituto de la leche para personas con resistencia a la lactosa.. Mejora la visión en casos de retinopatía diabética. Disuelve cataratas pequeñas. Reduce los síntomas de la artritis reumática. Elimina la toxicidad de los metales pesados. Mejora la digestión. la energía celular y la concentración.

Goji, la fruta del Himalaya
Uno de los antioxidante más potentes

El fruto del goji (*Lycium barbarum*) es originario del Himalaya y se conoce, cultiva y utiliza en el Tíbet y en China y Mongolia desde hace miles de años para mejorar y mantener la salud y la longevidad. En las cumbres de la Tierra, en donde hay una variedad climática y geológica que no se encuentra en ninguna otra parte del mundo, el suelo es extraordinariamente rico en minerales que emergieron de las profundidades marinas hace miles de años, al formarse aquellas grandes cordilleras, a menudo bien nutridas por el sol.

Se calcula que en los Himalayas existen más de 18.000 especies de plantas (una gran mayoría con propiedades terapéuticas) que no se pueden encontrar en ninguna otra parte del mundo.

Polisacáridos en una fruta maravillosa

En el año 100 de nuestra era, en el libro *Shen Nong Cao*, uno de los textos clásicos de la medicina China, ya se habla de la cereza goji; unos tres siglos después, el maestro taoísta Tao Hong Jing (456- 536), escribe: "el lycium (goji) tonifica al *jing* (energía vital) y al *gi* (aliento) y fortalece al *vin tao* (capacidad para el ejercicio físico) del ser humano".

A principios de la década de 1980 comenzaba el interés por el goji en Norteamérica gracias a la labor divulgativa del herborista y naturópata Earl Mindell. Veinte años después, en 2002, se descubrirían en las cerezas goji unos polisacáridos que actúan como "moléculas maestras" en el organismo, colaborando en el envío de información que las células se transmiten entre sí. En otras palabras, ayudan de forma notable al buen funcionamiento celular.

Asombrosas propiedades

La baya del goji es el alimento más denso en nutrientes que se conoce. Posee un elevado nivel de fitonutrientes, antioxidantes y vitaminas. Las moléculas de goji se comportan como si le "recordaran" a nuestras células su principal función, favoreciendo una sorprendente reversión en caso de enfermedades como hepatitis, alergias, osteoporosis, artritis e, incluso, algunos tipos de cáncer. Las bayas de goji ayudan a fortalecer las defensas del organismo y a retrasar el envejecimiento.

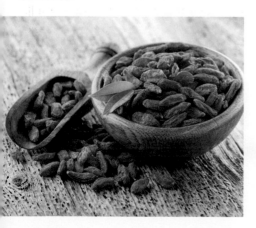

RECETAS CON GOJI. EL JUGO

Es importante elegir goji ecológico, de lo contrario suele proceder de cultivos de China y está cargado de productos químicos peligrosos y no autorizados en la UE.

El goji embotellado suele mezclarse con otros zumos; una botella de goji puede contener, por ejemplo, el 50% de zumo de goji, un 20% de zumo de granada y el 30% restante con jugo de frutos rojos: frambuesas, cerezas, arándanos, etc. Aparte de su uso en postres y sopas, podemos beberlo...

• **Combinado.** El jugo de goji en la batidora, mezclado con naranja, un limón, una lima, o mango y un poco de agua mineral.

• **Con áloe vera.** Pasad por la licuadora unas pencas de aloe vera bien peladas (se quitan unos 2 mm, para eliminar la aloína) y se combina el resultado con jugo de goji o de frutas.

• **En tisana.** Dejad un puñadito de bayas de goji en una jarra con agua hasta que se hidraten bien (se hincharán como cualquier otra fruta desecada). La bebida resultante contiene muchísima más vitamina C que las naranjas.

Se considera que los resultados aparecen al cabo de un mes, tomando menos de medio vasito (cuatro o cinco cucharadas) al día.

Precaución: las bayas de goji interfieren con los anticoagulantes, de forma que si alguien los está tomando debe tenerlo en cuenta.

Granada, la fruta del paraíso

También en las populares granadas (*Punica granatum*), se encuentra una gran riqueza en polisacáridos y antioxidantes. La granada es una de las "joyas del invierno", una de las frutas más antiguas y mejores que tenemos, aunque no sea de las más consumidas, porque no se conocen demasiado todas sus propiedades.

El granado es un árbol arbusto que llegó de Mesopotamia; algunos autores aseguran que fue la granada, y no la manzana, la "fruta del paraíso". El nombre de su fruto significa "fruta de muchas semillas" y es valorado como "la fruta de la fertilidad" y posee un enorme potencial curativo y reconstituyente.

De Mesopotamia a todo el mundo

La granada siempre ha sido muy apreciada por las culturas nómadas, ya que su gruesa piel evita que se sequen. Los granados se encontraban en los jardines colgantes de Babilonia, y los árabes introdujeron la granada por todo el Mediterráneo como bebida refrescante. Hoy en día es la fruta fa-

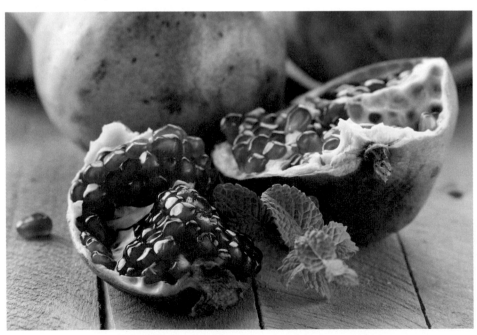

ZUMO DE GRANADAS EN LA COCINA. EXTRAER EL ZUMO

Si guardamos las granadas en algún lugar fresco y protegido de la luz aguantan mucho, alrededor de un mes (en el frigorífico unos dos meses), según lo maduras que estén. Las semillas pueden aguantar solas en el frigorífico (bien guardadas en un frasco tipo táper) unos 2-3 días, pero no es recomendable.

La mejor forma tradicional de obtener el jugo es cortar una porción de unos seis cm de diámetro en el lado de la flor y voltear la granada hacia abajo sobre un plato. Se golpea con una mano de mortero o el mango de un cuchillo hasta que se hayan desprendido todos los granos. Eliminad todas las pieles blanquecinas y envoltura interior y presionad luego las granadas con un pasapurés o algo similar, recogiendo el zumo. Luego hay que limpiar todo al final (las manchas de granada son difíciles de quitar).

Hay una rápida solución que reduce un poco la tarea. Consiste en "exprimirlas" casi como si fueran zumo de naranja. Cuando hay prisa cortaremos las granadas por la mitad y las exprimiremos. Os saldrá un poco más áspero, pero se puede resolver añadiendo otra fruta o un endulzante. Igualmente conviene pasar el resultado por el colador y también terminar de presionar la pulpa resultante (podéis usar un colador de tela, exprimiéndolo como si se tratase de chufas para horchata).

Manzana y granada
Ingredientes: 2 manzanas golden, ½ granada Si usáis el sistema rápido de exprimirlas y el sabor os queda un poco áspero podéis endulzarlo con miel o sirope de manzana.

vorita de Oriente Medio después de los dátiles. Los españoles llevaron a América su cultivo, y hoy en día existen allí grandes extensiones de granados, sobre todo en California, Brasil y Chile. España (el Campo de Elche, sobre todo) es uno de los principales productores del mundo y el mayor exportador europeo: unas 2.500 hectáreas de cultivo, con una producción próxima a las 20.000 toneladas.

Maduración
Como fruta, la granada suele conservarse bien durante mucho tiempo si no sufre golpes. En nuestro país se suele comer avanzado el otoño y durante todo el invierno. Al comprarlas conviene comprobar por el tacto, el peso (cuanto más pesen, mejor), los acentos rojizos de la piel... y que hayan sido recogidas en su punto de maduración; de lo contrario hay pro-

babilidades de que estén demasiado verdes, sin todas esas ricas propiedades. La granada actúa respecto a la maduración solar al revés que el resto de frutas: si el sol les da demasiado, los granos de su interior empalidecen (quedan un tanto traslúcidos o blanquecinos). La membrana blanca que encapsula la semilla tiene un sabor amargo (apartarla antes de preparar el zumo).

Antioxidantes

Desde el descubrimiento en el año 2000 del contenido tan elevado en antioxidantes de la granada –muy superior al del té verde, por ejemplo– existen diversos equipos de investigadores que avanzan en el descubrimiento de otros de sus componentes y de los beneficios en el ser humano.

La granada es muy rica en potasio, fibra, vitamina C y en niacina, la vitamina hidrosoluble que favorece el metabolismo y el buen funcionamiento del hígado. También ayuda a evitar

el colesterol nocivo y es muy rica en pectina, antioxidantes, flavonoides, fibra, vitaminas (E, C, B1, B2, B3, B9), fósforo, cobre, hierro, zinc y calcio. Es especialmente rica en manganeso, en potasio y en taninos, de ahí el amargor de su piel.

Alimentación y salud

Según un estudio publicado en EE.UU. (Universidad de California) con siete pruebas sobre zumos de frutas y bebidas, la granada resultó ser el de mayor actividad frente a los radicales libres por su mayor contenido en polifenoles antioxidantes. Su poder fue alrededor de un 20% superior al de la uva, las moras, el açaí, las naranjas y el té verde (también el té blanco), ¡y se trata de competidores igualmente muy saludables!

En resumen, la granada es un protector eficaz de enfermedades cardíacas, prostáticas, algunos tipos de cáncer y disfunción eréctil. Alivia favorablemente el asma, la fiebre y las enfermedades cardiovasculares, evita la retención de líquidos, la flatulencia, ayuda a combatir la hipertensión, la anemia ferropénica, los parásitos intestinales, la arteriosclerosis, el exceso de ácido úrico y es útil para combatir el colesterol nocivo.

El jugo de granada es un tesoro para el aparato digestivo (diarreas, cólicos intestinales, flatulencias y estómago delicado en general. También es astringente, gracias a su riqueza en taninos.

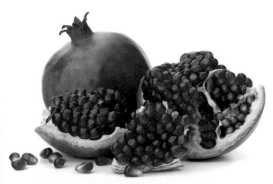

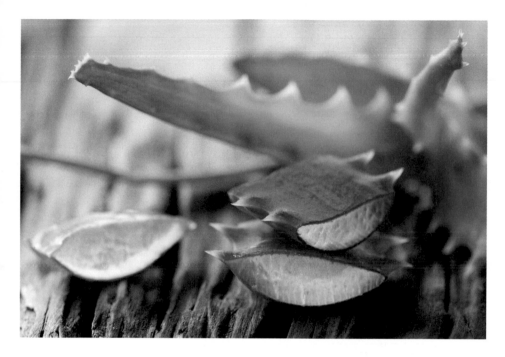

Aloe vera para beber

El aloe vera (*Aloe barbadensis*) se conoce desde hace siglos por los herboristas. Es una planta de la misma familia de los lirios, como la cebolla, el ajo y el nabo), que viajó de África a Norteamérica desde el siglo XVI. Hoy hace casi veinte años que allí la redescubrieron.

La planta y sus virtudes

Todo el mundo conoce el aloe vera por sus efectos sobre la piel, el cabello, las heridas o las digestiones. Es siempre la misma planta, independientemente de que existan decenas de aloes similares que interesan poco para la salud. Una planta con fascinantes propiedades:

- Es una de las plantas más amigas de la piel. Ayuda a la curación de las heridas. En caso de magulladuras y de picaduras de insectos. Alivia las quemaduras. Ligero efecto anestésico natural. De entrada, su frescor ya alivia el dolor. Mejora la recuperación quirúrgica.
- En uso externo es un buen revitalizante para el cabello y para combatir la caspa.
- En caso de viajar a países con déficit sanitario, unid, a los antidiarreicos del equipaje, un limón, una cabeza de ajos y una cajita de cápsulas de aloe: ¡será vuestro mejor botiquín!
- El aloe es excelente en trastornos gastrointestinales y se puede comprobar que ayuda a prevenirlos. Y actúa

muy favorablemente tanto en caso de estreñimiento como de diarrea (¡"sabe" lo que el cuerpo necesita!).

• Reduce o minimiza los daños por congelación, ayuda a prevenir la artritis y reduce la inflamación en las articulaciones. Cura las lesiones de psoriasis. Alivia los trastornos intestinales. Reduce el azúcar en sangre en caso de diabetes.

• Es altamente eficaz en caso de herpes genital y en eczemas, dermatitis, en caso de pequeñas ulceraciones o llaguitas en la boca. Y estimula la respuesta inmunitaria.

Nutrientes en buena sinergía

El aloe también se puede beber, eliminando la aloína al pelar las pencas (es una sustancia agresiva para el organismo) y con permiso del acíbar, una amarga sustancia amarillenta que conviene evitar. Sus efectos en el interior del organismo son igual de espectaculares.

La pulpa del aloe contiene aminoácidos, minerales, vitaminas, enzimas, proteínas, polisacáridos y estimuladores biológicos, es decir, que al igual que los frutos como la granada o el goji actúa realmente como un estimulador vital. Beber aloe ayuda a que el organismo funcione mejor y de manera más equilibrada.

Sobre las vitaminas, contiene pequeñas cantidades de vitamina B12, tan importante para los vegetarianos. La sinergía de los componentes del aloe vera hace que su zumo puro posea tantas propiedades. Ayuda a curar trastornos estomacales, gastritis, úlceras, estreñimiento, prurito rectal, hemorroides, colitis y todos los problemas del colon.

El jugo del aloe vera es un ingrediente excelente de las actuales bebidas detox. Si se desea seguir una cura depurativa, sólo contiene 35 calorías por 100 g. Se ha utilizado asimismo combinado con polen de abeja y con otros suplementos dietéticos en el tratamiento de adicciones.

Eliminar la aloína es fácil

El aloe se puede beber mezclado con zumos de fruta dulce (manzana, pera, uva). Antes de licuar la hoja se debe pelar y tener la precaución de extraer al menos como unos 2 mm de pulpa junto con la piel, ya que es en esta zona donde se concentra la nociva aloína, con su peculiar sabor amargo.

Es aconsejable lavar con abundante agua el trozo de planta ya cortada que vayamos a utilizar. Lo pasamos por la licuadora y bebemos el zumo extraído. El zumo es la parte más difícil de conservar, dado su alto grado de oxidación. Lo más recomendable es licuar sólo la parte que se vaya a consumir.

En algunas zonas se comercializan las hojas frescas del aloe, envueltas en film transparente. Así se conserva bien en casa, en el frigorífico, durante algo más de una semana (puede trocearse).

Noni, el jugo de la vida

El noni es el fruto que menos probabilidades tenemos de comer fresco en casa. No sólo porque es amargo y al pelarlo desprende un desagradable olor a queso rancio, sino porque se trata de una frágil fruta complicada de transportar desde los lugares más vírgenes de Tahití y la Polinesia francesa hasta nuestros mercados.

Pero vale la pena, porque ese fruto tan parecido a la chirimoya que crece en un pequeño árbol de flores blancas (*Morinda citrifolia*) posee una serie de propiedades terapéuticas realmente espectaculares. Además de antiinflamatorio, antiséptico, calmante y regenerador, refuerza palpablemente el sistema inmunitario y posee un valioso componente anticancerígeno que lo ha hecho popular en Occidente. Se está comenzando a cultivar en lugares como Panamá, Perú y Puerto Rico, si bien la planta, originaria del sudeste asiático, sólo abunda verdaderamente en la Polinesia.

Una fruta con muchas virtudes

Hasta hace poco sólo se conocía su uso como analgésico, pero en los últimos años se le han encontrado muchas propiedades y se le atribuyen más de 70 diferentes usos medicinales.
• Contiene vitaminas revitalizantes como la xeronina, un alcaloide que aporta energía física y mental. El noni es la principal fuente de proxeronina que se conoce, una molécula que el hígado guarda para ir liberándola a la

---

RECETA DEPURATIVA Y ENERGÉTICA

Ingredientes:
• un vaso de zumo natural de zanahoria y uvas (mitad y mitad)
• 30 ml de zumo de noni
• una cucharadita rasa de espirulina en polvo

Se toma en ayunas. Hay quien le añade un poco de miel.

---

sangre cada dos horas, transformándose en xeronina, con la que las células regularizan numerosas funciones fisiológicas.
• Es un alimento rico en antioxidantes (contiene 10 tipos de flavonoides), antivírico y antiinflamatorio.
• Contiene bromelaína, considerada como una enzima con acción antienvejecimiento.

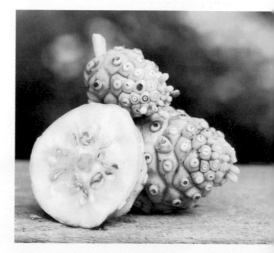

• Su riqueza en fibra ayuda a prevenir el estreñimiento, contribuye a promover la flora intestinal, contiene enzimas que mejoran la digestión y la absorción de nutrientes. Es rico en hierro y vitamina C y contiene terpenos, que participan en procesos de regeneración celular y contribuyen a la interacción entre nutrientes y toxinas.

• Es rico en calcio, en selenio y en zinc y es un estabilizador del pH: puede neutralizar la acidez; es beneficioso para el hígado, páncreas (excelente en caso de diabetes) y riñones.

• Se conoce su uso tradicional en casos de hipoglucemia, colesterol nocivo, trastornos menstruales, gota, artritis. El óxido nítrico que contiene ayuda también a reducir y a regular la presión arterial.

• El zumo de noni también se está empleando en los tratamientos para

---

BEBIDA DEPURATIVA CON NONI

Ingredientes para 1 litro de bebida depurativa:
• 100 ml de zumo de noni
• 500 ml de mosto de uva negra (sin azúcar añadido)
• 250 ml de zumo de piña (también sin nada añadido)
• 20 gotas de extracto de diente de león (o en infusión, o bien recién hecho en cold press)
• 2-3 cucharadas de sirope de arce

Si disponemos de una buena batidora de vaso (no es necesaria la licuadora en este caso), no se necesitará nada más. Podemos comprar la uva y la piña, con lo que evitaremos los zumos envasados.

Se mezclan los zumos con el zumo de noni, el extracto de diente de león y unas cucharadas de sirope de arce. Durante una semana tomaremos cada mañana un vaso de unos 200 ml a temperatura ambiente.

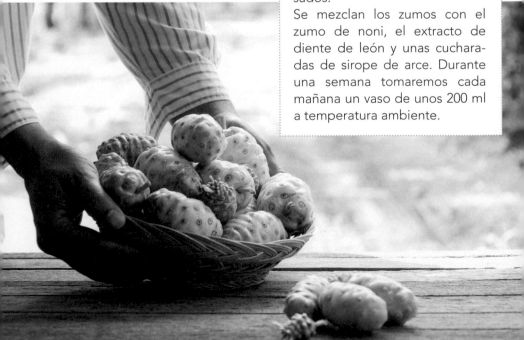

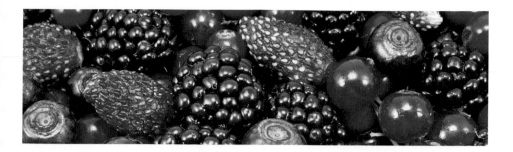

dejar de fumar, debido a que contiene escopoletina, un vasodilatador que al entrar en contacto con la serotonina disminuye la ansiedad. Es igualmente rico en antraquinonas, aminoácidos, fitonutrientes y bactericidas naturales.

• El jugo de noni contribuye también a regular y a neutralizar la acidez, lo que facilita el funcionamiento del hígado y el páncreas. Mejora el porcentaje de azúcar en sangre y neutraliza el oxalato de calcio, con lo que evita la formación de cálculos renales.

• El noni evita también que aumente demasiado el "colesterol malo" gracias a la presencia de beta-sitosterol. Investigaciones recientes le atribuyen efectos beneficiosos en casos de hiperplasia benigna de próstata.

• El noni mejora los trastornos del sueño, migrañas, ansiedad e incluso la depresión. Estimula la producción y liberación de serotonina, lo que explica el que suponga un alivio notable en casos de fibromialgia.

Contiene triptófano, esencial en la biosíntesis de la triptamina, la serotonina, el ácido nicotínico y la melatonina, importante para reducir la ansiedad y regular el sueño.

Frutos rojos y frutos del bosque
Las maravillosas bayas silvestres

¿Por qué tanto interés por los frutos rojos? Porque también en estos últimos años se han descubierto las grandes virtudes para la salud que poseen estos frutos silvestres ricos en polisacáridos y antioxidantes. Su riqueza en calorías es muy equilibrada y son depurativos; por eso bastantes terapeutas recomiendan frutos rojos en dietas para el control de peso.

Muchos de esos frutos eran silvestres originalmente, pero hoy se han convertido en un ingrediente más de nuestros platos porque es posible cultivarlos y hasta congelarlos.

Llamamos "frutas del bosque" a las frutitas pequeñas, dulces (o ácidas), jugosas e intensamente coloreadas. Esos pigmentos contienen flavonoides valiosos para la salud: se han descubierto propiedades medicinales en los polifenoles pigmentados, como flavonoides, antocianinas, taninos.., localizados principalmente en la piel y semillas de las frutas, que son de especial relevancia en los frutos rojos y la gran mayoría de bayas silvestres.

REFRESCOS DE FRUTAS ROJAS Y FLORES

Ingredientes:
- 125 g de fresitas del bosque
- 250 g de fresas (o fresones)
- 125 g de frambuesas

Para la infusión de flores:
- 6 g de lavanda (2 ó 3 cucharadas)
- 30 g o 3 cucharadas de flores de majagua (*Hibiscus elatus*) secas; si no disponéis de ellas, son fáciles de sustituir (ver preparación)
- 1 litro de agua mineral
- una cucharadita de alga agar-agar en polvo
- 150 g de melaza de arroz o de cebada

Para el sirope de pétalos de rosa:
- 25 cl de agua mineral
- 40 g de azúcar panela o miel de caña
- 4 g de fécula
- 30 g de sirope de rosas (encontrable en tiendas asiáticas)
- 8 g de pétalos (25 pétalos aprox.) de rosas (rojas, rosas, amarillas...)

Existen muchas variedades de flores comestibles (violas y violetas, crisantemos, borraja, capuchinas, pensamientos, claveles y clavelinas, algunos geranios, caléndulas...), así que las flores de majagua son fáciles de sustituir por otras equivalentes.

La infusión y el sirope
Para preparar la infusión de flores se cuece medio litro de agua, diluyendo 75 g de azúcar integral o melaza. Mezclar con el agar-agar para gelificar con la ayuda de unas varillas. Una vez fuera del fuego, hacer una infusión con las flores secas. Se deja enfriar.
Proceder de la misma manera para la infusión de lavanda.
Para el sirope de pétalos de rosa se cuecen 25 cl. de agua con 40 g de azúcar o la miel y se mezcla con la fécula diluida en un poco de agua. Mezclar con las varillas y dejar enfriar. Mezclar con el sirope de rosas.
Se cortan los pétalos de rosas muy finamente. Añadirlas al sirope. Se deja enfriar.

Mientras tanto preparar las frutas: lavarlas, quitarles los rabitos y cortarlas en tres o cuatro trozos. Se colocan en un vaso o una copa. Verter encima el sirope de flores.

Se procede de la misma forma con las fresas del bosque, que se dejarán enteras en el vaso, regadas con el sirope de lavanda. Finalmente se recubren las frambuesas con el sirope de pétalos de rosa.

Se guarda en el frigorífico durante 1 hora y se pueden servir acompañados de una bola de helado de vainilla.

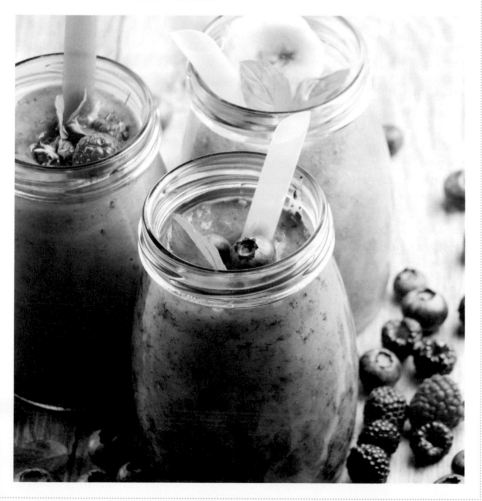

SORBETE DE FRUTOS ROJOS

Ingredientes:
- 400 ml de agua
- 200 g de azúcar integral de caña
- 2 limones
- 250 g de frambuesas y moras
- 250 g de yogur natural sin azúcar

Se prepara un jarabe con el agua y el azúcar integral. Para ello ponemos a calentar el agua, añadimos el azúcar y removemos hasta que se haya disuelto completamente. Llevar a ebullición y dejarlo cocer a fuego suave durante 10 minutos. Se deja enfriar.

Se lavan con cuidado las frambuesas y las moras, escurrimos y las batimos (por separado, las frambuesas por un lado y las moras por otro).

Mezclamos la mitad del yogur con el puré de frambuesa y la otra mitad con el puré de moras. Remover bien. A continuación, se exprimen los limones y mezclamos el zumo obtenido con el jarabe, ya frío. Se incorporará mitad del jarabe a la mezcla de frambuesa y la otra mitad a la mezcla de moras. Mezclar bien y poner en dos recipientes de vidrio. Tapar y guardar en el congelador.

Al cabo de dos horas, se saca del congelador y lo batimos con la batidora para romper los cristales de hielo. Volver a guardar en el congelador y repetir la operación otras dos veces cada dos horas. Finalmente se deja en el congelador toda la noche. Batirlo una vez más media hora antes de servir.

La mayoría de las bayas silvestres son frutas del bosque comestibles, pero conviene conocerlas y tomar ciertas precauciones si las recogemos en las salidas al campo, porque algunas son venenosas. Entre las más populares e importantes tenemos:

- Arandano rojo (*Vaccinium oxyccocus*, *V. macrocarpon* y *V. microcarpum*)
- Cerezas (*Prunus avium*)
- Escaramujos (*Rosa canina*)
- Frambuesas (*Rubus idaeus*)
- Fresas y fresones (*Fragaria vesca*)
- Fresas del bosque (*Fragaria vesca*)
- Grosella o zarzaparrilla (*Ribes rubrum*)
- Madroño (*Arbutus unedo*)
- Murta o murtilla (*Ugni molinae*)
- Moras (*Rubus*, *Rubus fruticosus*)
- Sandía (*Citrullus lanatus*)
- Zarzamoras (*Rubus ulmifolius*)

Algunos consideran también como "frutos rojos" las granadas, el goji, e incluso algunas hortalizas, como la remolacha.

Los endulzantes

¿Es nocivo el azúcar?

En 1978 no tenía ni idea de las alergias y efectos nocivos del azúcar hasta que Frederic Vinyes, médico colaborador de la revista Integral de los primeros números, me lo hizo ver, ante un delicioso helado italiano, en un pueblecito de Baviera (Bad Bruckenau, Alemania), donde él estaba haciendo las prácticas de su máster en medicina natural. Desde entonces, dejé de tomarlo, y los problemas reumáticos recurrentes que yo padecía, desaparecieron.

El azúcar (ese producto, industrial, blanco y refinado para endulzar, no otros "azúcares", como los naturales que contienen las frutas) es un verdadero azote para la humanidad, y el auténtico origen de toda clase de enfermedades y trastornos.

No se estudiaba a fondo por no ser rentable para la industria farmacéutica, pero las cosas han cambiado con la introducción de estudios de los costes económicos en los hospitales y sistemas sanitarios. Pero a diferencia del tabaco, la prohibición del azúcar refinado blanco es un asunto muy complicado, como muestra Michael Moss en su libro sobre comida basura (edición en español: Ed. Deusto).

Cuatro décadas después se ha progresado en la divulgación de esta información. Hoy todo el mundo reconoce la nocividad del azúcar. Sin embargo, hay más azúcar que nunca en toda clase de alimentos. El azúcar es un dulce veneno y un auténtico "ladrón" de calcio de nuestro organismo (que debe usarlo para asimilarlo) y ca-

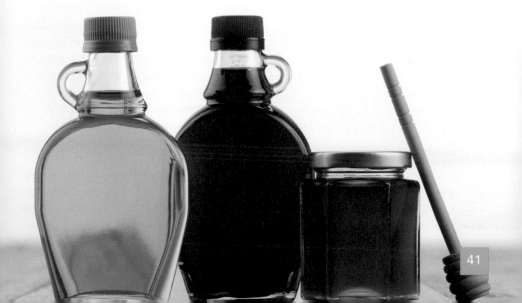

rece de los sustanciosos oligoelementos (microminerales) y de las vitaminas del grupo B presentes en otros endulzantes no procesados.

¿Hay alternativas al azúcar?

• El **sirope de ágave** es un endulzante de la fructosa natural que se extrae de la planta suculenta del mismo nombre, con hojas carnosas parecidas a las de la piña. Los pueblos indígenas mexicanos creían que poseía poderes curativos sagrados para el cuerpo y el alma. Se elabora en dos grados: claro y ámbar, de absorción más lenta. Es fácil de disolver y no cristaliza, lo que la convierte en un buen endulzante natural para toda clase de bebidas.

• El **sirope de palma** (que no tiene nada que ver con el aceite de palma) está hecho con la savia de la caña de azúcar o de palmeras y se procesa sin emplear los agentes químicos agresivos que se necesitan para refinar el azúcar blanco. No es muy conocido

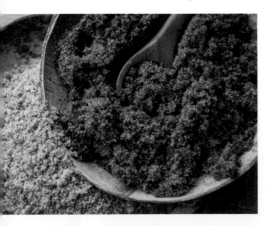

en Occidente, pero las propiedades benéficas del azúcar de palma son bien conocidas en Asia. Es rico en minerales alcalinizantes (magnesio y potasio) y en hierro, refuerza el sistema nervioso y ayuda a desintoxicar las vías respiratorias.

• El **sirope de arce** se obtiene con la savia del arce, es rica en potasio, calcio y hierro. Es un endulzante muy apreciado que se presenta en varios grados, según el tiempo de cocción a que se haya sometido la savia. El grado A, de color ámbar claro, es el preferido para usos culinarios debido a su sabor menos acre. El grado B (más oscuro, con más oligoelementos) tiene un sabor más fuerte, pero es más nutritivo.

• La **miel de abeja** es otro azúcar natural. En uso externo es un buen cicatrizante, pero como alimento es incomparable y encierra no pocos misterios, todos favorables para la salud. Posee propiedades antibacterianas gracias a su contenido en enzimas, aunque la luz y el calor reducen su efectividad. Los textos ayurvédicos advierten que calentar la miel produce ama, o toxinas, y recomiendan tomarla cruda o sin calentar.

• La **estevia** es un endulzante sin calorías que por fin, tras infinidad de recursos por parte del lobby del azúcar y los edulcorantes sintéticos, puede comercializarse libremente también en Europa. Se trata de una planta medicinal originaria de Paraguay, ideal para las personas que deseen tomar un azúcar alternativo que no sea químico ni calórico, especialmente los diabéticos y los que sigan una dieta baja en carbohidratos.

• La **miel de caña** de azúcar es otro buen sustituto del nocivo azúcar blanco. Para obtener esta melaza se muelen las cañas con unos rodillos para extraer un jugo dulce y muy oscuro. Esta sustancia líquida y espesa de agradable sabor se cocina a fuego vivo para evaporar el agua y concentrarla hasta conseguir una textura parecida a la miel de abeja. Es muy digestiva y un buen complemento para quienes realizan trabajos físicos y mentales intensos o para deportistas, que toman mezclada con agua y un poco de vinagre de manzana para evitar las molestas agujetas.

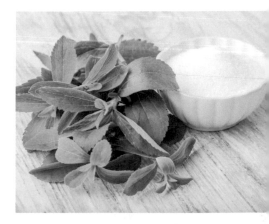

• El **azúcar integral de caña**, también conocido como "azúcar moreno", se obtiene por trituración de la caña de azúcar, de la que se obtiene un jugo que tiende a cristalizar. Este jugo se "lava" con agua caliente y se reduce a polvo o grano lo más fino posible. No recibe ningún otro proceso de elaboración ni refinamiento. Contiene minerales, pero no tantos como la miel de caña.

• La **panela** es considerada como el azúcar integral más puro (se obtiene en Colombia por evaporación y cristalización de los jugos de caña)

• Los **cereales integrales malteados** son melazas obtenidas con un método tradicional que une la cebada germinada (rica en enzimas) y un cereal cocido (como el arroz, por ejemplo). Con este método se obtiene una malta más rica en proteínas, minerales y azúcares complejos. Estas melazas de cereales son un excelente endulzante diario.

• El **amasake** es un endulzante que conocemos gracias a la macrobiótica y que se obtiene por fermentación gracias al koji (el mismo fermento que se utiliza para hacer el miso, la salsa de soja, el tamari, el sake, mirin y vinagre de arroz). El koji es arroz blanco al que se le ha inoculado con una espora. Cuando lo añaden al cereal cocido, no solo rompe las estructuras de los carbohidratos, sino que también de las proteínas y grasas en formas más simples y digestibles. Se puede encontrar amasake de diferentes cereales, como el arroz, la avena, el mijo...

• Tanto el **jugo concentrado de manzana**, como el **sirope de frutas** (de manzana, de manzana y pera...) son igualmente un endulzante muy válido para utilizar a diario. Con la uva se obtienen también endulzantes de gran poder nutritivo.

• En cuanto a la **fructosa**, a pesar de su nombre se obtiene del maíz, es muy poco saludable y recientemente se abusa de ella en forma líquida por parte de la industria.

Plátanos y dátiles.
Endulzar directamente con frutas
La mayor parte de las bayas son dulces por naturaleza. Fresas, arándanos, frambuesas, arándanos rojos... Todas ellas son ricas en antioxidantes, vitaminas y minerales. Emplead bayas de cultivo biológico siempre que sea posible.

Otro fruto que va muy bien para endulzar son los plátanos y los dátiles. Cortados en trozos, los dátiles constituyen un excelente sustituto del azúcar para las bebidas. Se pueden poner en remojo entre 15-45 minutos antes de picarlos, para que se integren más fácilmente en la mezcla.

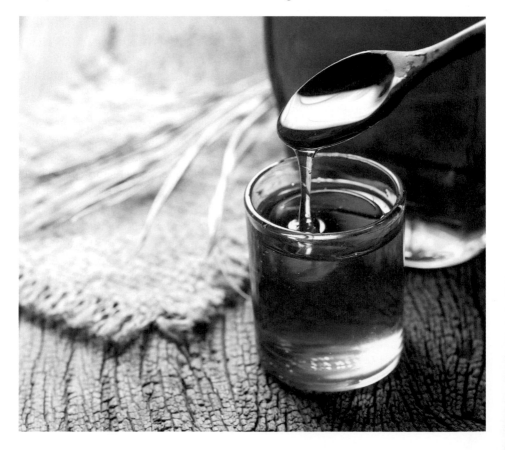

Compatibilidades de frutas y verduras

Los alimentos en forma de zumos suelen ser fáciles de digerir, pero es importante conocer bien cómo pueden combinarse, así que vamos a recordar brevemente cómo seguir las compatibilidades de los alimentos y algunas otras ideas útiles.

El proceso de digestión de los alimentos es una auténtica maravilla, pero lo cierto es que éstos sufren muy pocas modificaciones, incluso cuando llegan al estómago. Se dice que la digestión se inicia en la cocina, al preparar los alimentos; sigue en la mesa, cuando al verlos "se nos hace la boca agua", y al masticarlos concienzudamente. Pero el verdadero proceso de la digestión empieza en el duodeno, gracias a la bilis y los enzimas del páncreas. El resultado es absorbido por la mucosa intestinal y, tras algunas otras modificaciones, va a parar finalmente a la sangre.

¿Qué sucede con los zumos? Que bien paladeados "llegarán antes", pero curiosamente los digeriremos como carbohidratos complejos, que tras descomponerse entregarán su energía en forma de glucosa natural poco a poco

"No es lo que comemos, sino lo que asimilamos, lo que nos hace fuertes".

y constantemente a los intestinos. La glucosa, junto con la vitamina C, es la molécula nutritiva que se asimila con más rapidez. Son, pues, una fuente de energía saludable, rápida y estable.

Energía cruda antiedad

Los zumos proveen a las células de una excelente coraza defensiva (los antioxidantes) frente a los radicales libres, responsables del envejecimiento celular. Ahora bien, tanto las frutas como los vegetales maduran al sol, y toman su coloración gracias al sol para defenderse de él. Esos colores son otros antioxidantes, los flavonoides, que nos transmiten al comerlos). El sol nos da vida, pero también nos la quita, con sus radicales libres.

Los perniciosos radicales libres forman parte de los ciclos de la vida, pero podemos vivir muy bien con ellos gracias a esa otra cara de la moneda, los antioxidantes. Junto con no muchas cosas más, como la respiración y ejercicio adecuados y una actitud mental positiva.

Si comemos mal durante bastante tiempo, tenemos un estilo de vida es-

CÓMO COMBINAN LAS FRUTAS

	Fruta ácida	Fruta semi ácida	Fruta dulce	Sandías y melones
Fruta ácida	B	A	M	M
Fruta semi ácida	A	B	M	M
Fruta dulce	M	A	B	M
Sandías y melones	M	M	M	B
Fruta seca y oleaginosa	A	A	A	M
Dulces, pasteles, miel...	M	A	M	M
Lácteos	A	A	A	M
Verdura	A	A	A	M

Los alimentos de un mismo grupo combinan bien entre sí

B Buena   A Aceptable   M Mala

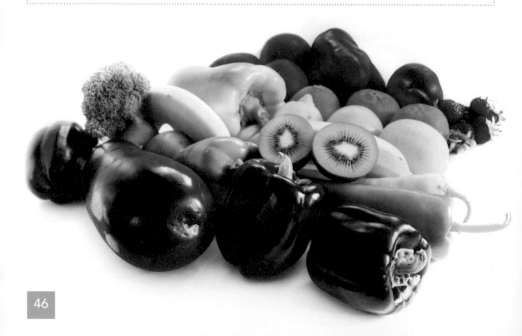

tresante y nos encontramos agotados, encontraremos un suplemento dietético con vitaminas, minerales, zinc o selenio, pero sobre todo... ¡bebamos zanahorias, albaricoques, kiwis, naranjas y limones!

Los zumos contienen más bioelementos, más cantidad de todos esos elementos vitales de los que las células están ávidas. Con los zumos la sangre se alcaliniza; se limpia de tanta acidez.

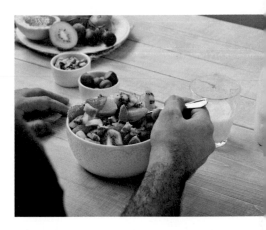

Compatibilidades

Ahora bien, ¿podemos mezclar los ingredientes de los zumos ilimitadamente? ¿Qué son las compatibilidades?

Como decía un gran médico naturista, el Dr. V. L. Ferrándiz: "¿Bebería Ud. un vaso de leche con vinagre?" Claro que no, porque el mismo instinto nos avisa de que resultaría indigesto. ¿Y leche con zumo de limón? ¿Y azúcar con aceite? ¿Y patatas con harina? Azúcar, aceite, patatas, harina... ¿Verdad que al cabo de comer unos pocos churros o "porras" (azúcar, aceite, patatas, harina) el estómago nos da señales de sentirse harto y embotado? Se trata de eso. En este caso, cuatro alimentos poco compatibles entre sí dan este resultado.

Pero no siempre los ejemplos son claros y evidentes. A menudo mezclamos alimentos que no son compatibles porque en buena parte hemos perdido ese instinto. Por eso, desde hace décadas, los defensores de la higiene vital, los médicos naturistas y

algún buen nutricionista estudian las buenas, regulares y malas combinaciones de los alimentos.

¿Dónde está el problema?

Los zumos no son ajenos a esta cuestión. Tanto si hemos decidido seguir unos cuantos días de dieta a base de frutas o crudos, o bien hemos optado por un ayuno ligero con zumo, vale la pena conocer las buenas y malas combinaciones de los alimentos. La digestión de una comida será muy diferente según se hayan incluido o no bebidas en ella; es algo que cualquiera puede comprobar. En todo caso no conviene abusar de las mezclas ni de la cantidad: demasiado alimento perturbará su asimilación. Si dos alimentos son incompatibles, pero uno de ellos se consume en pequeña cantidad, la mala combinación no entraña ningún desorden. Es un problema que no se plantean las culturas tradicionales, en donde se suelen comer cantidades pequeñas de un solo alimento

LOS CUATRO ERRORES

El físico Dr. William Howard Hay observó en la década de 1930 las primeras señales sobre las compatibilidades alimentarias. Posteriormente, entre los años 1930-1960, el higienista Herbert M. Shelton desarrolló ("Food combining made easy") aquellas ideas. La teoría más universal, aceptada y con base científica es la del Dr. Hay, completada por el médico alemán Dr. Ludwig Walb. Demostraron que existen cuatro errores alimenticios que conducen a la aparición de enfermedades:

1 Excesivo consumo de proteínas. Origina en el organismo una gran cantidad de residuos tóxicos. Es el exceso sobrante de carnes y embutidos que el cuerpo utiliza como combustible. Esas proteínas "quemadas" producen restos metabólicos que acaban transformándose en ácido úrico, creatina, creatinina, xantina, etc., es decir, productos de naturaleza ácida que sobrecargan los mecanismos normales de desintoxicación y eliminación que todos tenemos y que predisponen al organismo a la enfermedad.

2 Desproporcionado consumo de productos refinados y desnaturalizados. Hay que evitar el azúcar blanco, las harinas blancas y los productos que se elaboran con ellos por los mismos motivos: acidifican los humores corporales (de su combustión se desprende gran cantidad de ácido carbónico, que pasa a la sangre). De todas formas, en ese caso no se originan residuos tóxicos.

y muy a menudo. En nuestra cultura existen también dietas basadas en la ingestión de un solo tipo de alimento en cada comida.

La combinación de los alimentos y la "necesidad" de paladear diferentes sabores en una misma comida va muy ligado a la psicología de la persona: una persona nerviosa desea más variedad de sabores (y sabores extremos, además), por lo que es más fácil caer en mezclas incompatibles.

Los problemas más habituales son los derivados de las fermentaciones con formación de gases, digestiones pesadas, eructos, acidez de estómago, boca pastosa o con mal olor, granos en la piel.

De todas formas las digestiones de cada persona son siempre algo singular y personal. De su fortaleza y consistencia depende el que finalmente deba prestar más atención, o no, al seguimiento de las compatibilidades de los alimentos. Lo mejor es por un lado

3 Escaso consumo de frutas y verduras, que son los alimentos formadores de bases por excelencia, gracias a su naturaleza alcalina. El **equilibrio ácido-base** (que se sitúa en un pH entre 7,35 y 7,45) es muy importante para mantener la salud. El pH sirve para determinar el grado de acidez.

4 No respetar las incompatibilidades. La digestión de los carbohidratos se inicia gracias a un fermento que existe en la saliva (ptialina salivar), cuya acción sólo se desarrolla del todo si actúa en presencia de un medio alcalino, es decir, si en los alimentos masticados y presentes en la boca domina la naturaleza alcalina, no la ácida.

Supongamos que alguien mezcla abundantemente en una misma comida alimentos ricos en almidón (por ejemplo pan, o patatas) con frutas ácidas: los alimentos llegarán al estómago sin haberse predigerido en la boca y luego pasarán al intestino delgado demasiado "enteros". El resultado: barriga hinchada y sensación de atiborramiento. Probad a mojar galletas (o bizcocho, una madalena…) o pan en un vaso con zumo de naranja, por muy fresco y bueno que sea y lo confirmaréis.

La mejor manera de combinar los alimentos es basarse en la sencillez y la austeridad en el comer. Esa es la mejor guía para combinar los alimentos sin tener que pensar demasiado.

no mezclar demasiado los alimentos y por el otro comprobar en uno mismo las compatibilidades que los científicos han demostrado. Por ejemplo, podemos no utilizar más de 5-6 alimentos en una misma comida. Además, insistimos: las incompatibilidades se reducen bastante si no se bebe en las comidas.

Un ejemplo de combinaciones buenas y malas: tenemos un jugo de zanahoria-manzana-remolacha y le añadimos un poco de jengibre: tendrá más sabor y la digestión no presenta problemas. Si le añadimos zumo de naranja: la digestión se complicará un poco. Pero si además se le añade miel, la cosa se complicará bastante más. Y si en vez de zumo de manzana lo que tenemos es zumo de uva, aparte de una mezcla de sabores poco afortunada, obtendremos una bebida que lo único que logrará es estorbar nuestro sistema digestivo.

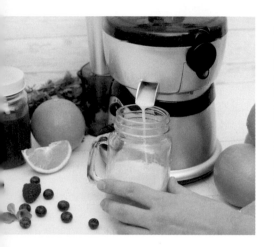

cos en general, como la fruta pasa desecada, como las verduras y granos, pueden constituir una fuente integral de alimentación, y una dieta ideal, sobre todo si aprendemos a combinarlas de manera óptima.

¿Habéis probado comer sólo fruta durante un día? Es el primer paso para ensayar un día a base de zumos, lo cual es excelente para dar un descanso al organismo, y forma parte de las actuales dietas detox.

Lo ideal es comer fruta sola, porque sus ácidos y azúcares no combinan bien con los almidones ni con las proteínas. Los aceites del aguacate y de la aceituna tampoco combinan bien con las proteínas de otros alimentos. No vale la pena arriesgarnos a favorecer desarreglos digestivos comiendo frutas con carne, huevos…

Otros consejos

Las frutas frescas de cultivo ecológico contienen una combinación superior de elementos nutritivos puros, ricos y en proporciones óptimas.

Junto a otros frutos, como las nueces, almendras, avellanas y frutos se-

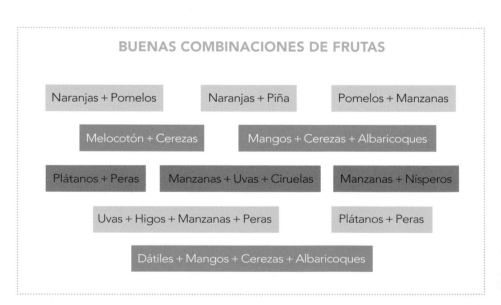

BUENAS COMBINACIONES DE FRUTAS

Naranjas + Pomelos   Naranjas + Piña   Pomelos + Manzanas

Melocotón + Cerezas   Mangos + Cerezas + Albaricoques

Plátanos + Peras   Manzanas + Uvas + Ciruelas   Manzanas + Nísperos

Uvas + Higos + Manzanas + Peras   Plátanos + Peras

Dátiles + Mangos + Cerezas + Albaricoques

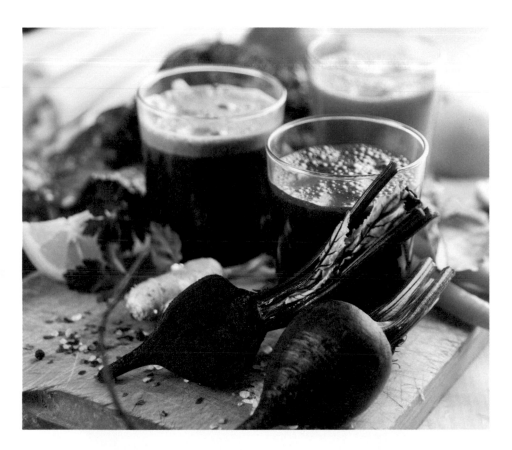

Las verduras forman una combinación ideal con frutos secos, que también pueden tomarse con las frutas ácidas (excepto los cocos, castañas y bellotas, que contienen mucho almidón). Las frutas dulces y los frutos oleaginosos forman una combinación bastante mala, a pesar del delicioso sabor de esta mezcla.

El aguacate, una auténtica "mantequilla vegetal", y más rico en proteínas que la leche, no se debe combinar con otros alimentos proteicos ni frutas dulces.

¿Es necesario comer tanto?

Haz un cuenco con tus dos manos: eso te da una buena medida de lo que es capaz de trastear cómodamente nuestro estómago en cada comida. Comer más le dará mucho más trabajo. Suele ser, además, un reflejo de miedos y ansiedades.

Comer cantidades moderadas de alimentos resulta muchísimo más saludable para el organismo.

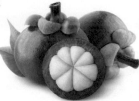

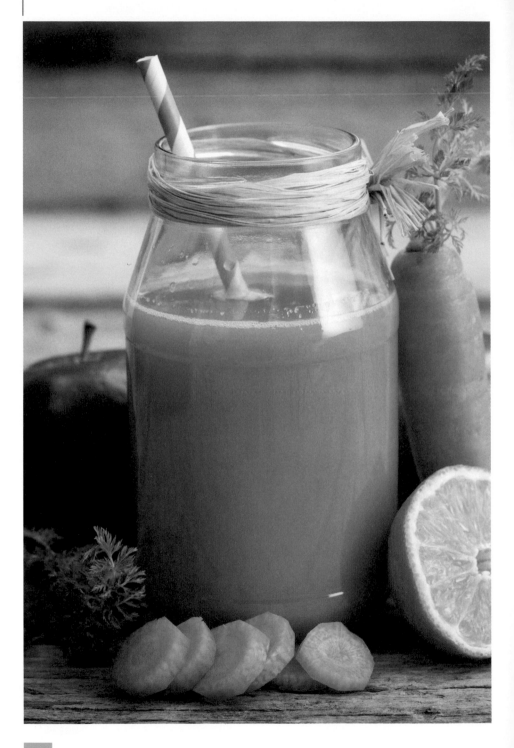

Los jugosos zumos de frutas y verduras

Cuatro estaciones de bebidas saludables con zumos verdes

Podemos disfrutar de los zumos todo el año. La naturaleza pone de su parte una gran cantidad de frutos, sólo los hemos de aprovechar. Elegiremos las mejores combinaciones de ingredientes, y prepararemos nuestros zumos con los mejores equipos para cada uno.

La zanahoria, reina de los zumos

La zanahoria es uno de los antioxidantes mejores a nuestro alcance; como se sabe, es muy rica en betacarotenos (pro vitamina A). La zanahoria es un alimento ideal que ayuda a protegernos de un sinfín de enfermedades, así como a mantener la vista y a retrasar el envejecimiento, gracias a su capacidad de hacer frente a los radicales libres presentes en la vida cotidiana. Los carotenos también ayudan a los amantes de la piel bronceada a protegerse de los rayos solares.

La zanahoria (*Daucus carota*) es alcalinizante y remineralizante; contribuye a la formación de glóbulos rojos y a mejorar las defensas del organismo, equilibra y regula la digestión y es muy recomendable siempre, como reforzante en general y en casos de anemia en particular. También en el último trimestre de embarazo y durante la lactancia. Es una de las hortalizas más populares, seguramente

NOTAS DEL CHEF

• Todas las cantidades que se indican en las recetas de este número son orientativas. Si no disponemos de alguno de los ingredientes, podemos sustituirlo por otro equivalente. También en muchos casos se puede agregar un poco de agua, miel o alguna especia aromática.

• En América Latina se emplea la palabra "jugos" para indicar lo mismo que en España se conoce como "zumos". Aquí las utilizamos indistintamente.

• El hielo (picado o no) es siempre opcional.

• A veces el sabor de algunas verduras muy protagonista, como en el caso del apio; si no queremos que predomine lo utilizaremos en menor cantidad. Otras veces puede resultar un poco fuerte, sobre todo si se trata de combinaciones de verduras y hortalizas solas; en estos casos podemos aligerarlos con un poco de jugo de manzana.

porque tiende un puente maravilloso con las frutas, ya que combina bien con todas ellas. Por eso resulta un excelente comodín a la hora de preparar vuestros jugos.

La licuadora es el utensilio ideal para extraer jugo de zanahoria, puro y concentrado. También sale muy rico si se prepara con batidora, aunque en este caso hay que añadir agua (o jugo recien preparado), con lo que conservará toda su fibra. La variedad que preferimos para jugo es la nantesa.

Presentamos unas cuantas ideas para preparar jugo de zanahoria (con licuadora o con batidora, si no se dice lo contrario), junto a otras frutas y hortalizas.

Las cantidades, cuando no se indica, son para 1-2 personas.

Recordemos que esa especial cualidad para combinar prácticamente con toda clase de frutas y verduras hace que muchos la consideren como la «reina de los jugos».

Encontraréis más recetas con zanahoria a lo largo de este libro.

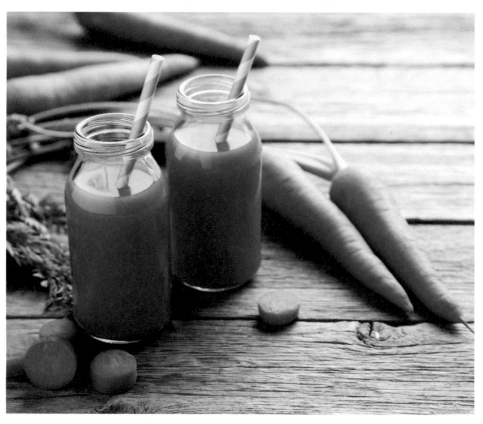

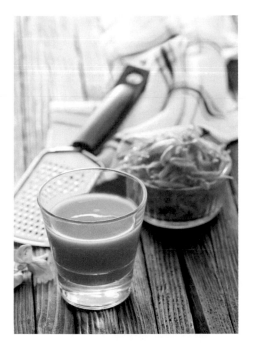

Tomates y zanahorias

• 3 tomates y 3 zanahorias, troceadas.

Remolacha, zanahoria y manzana

• 2 remolachas crudas troceadas, 4 zanahorias troceadas y 1 manzana, sin rabo y troceada.

Rábano, manzana y zanahoria

• 1 manojo de rábanos sin hojas, 1 manzana, sin rabo y troceada y 3 zanahorias troceadas.

Chirivía, zanahoria y naranja

• 2 chirivías grandes cortadas, 1 zanahoria troceada y 2 naranjas peladas.

Zanahoria y manzana

• 2 zanahorias medianas, 1 manzana.

Es el jugo clásico. Pelamos o limpiamos muy bien las zanahorias y las licuamos, virtiendo el jugo obtenido en la batidora, en donde trituraremos la manzana (pueden añadirse 50 cc de agua mineral). O bien licuaremos todos los ingredientes directamente.

Si se quiere, podéis aderezar el jugo con unas gotas de limón. También puede sustituirse el agua por jugo de naranja.

Manzana, zanahorias y nuez moscada

• 2 manzanas, sin rabo y cortadas a trozos; 3 zanahorias y un poco de nuez moscada rallada.

Zanahoria con sirope

• 3 zanahorias, 1 remolacha pequeña, un poco de canela o de vainilla y ½ cucharadita de sirope (de arce, de ágave o de manzana).

Se licúa todo y se añade el sirope.

Zanahoria y mandarina

• 250 ml de jugo de zanahoria y 2 mandarinas, peladas y troceadas.

Pimiento rojo, zanahorias y apio

• 1 pimiento rojo, 2 zanahorias y 2 tronchos de apio, todo troceado.

Apio, zanahoria y manzana

• 3 troncos de apio con sus hojas, cortados por la mitad, 2 zanahorias troceadas y 2 manzanas, sin los rabos y troceadas.

Espinacas y zanahorias

• 4 zanahorias troceadas, 1 manojo de hojas de espinaca y 1 manzana, sin rabo y troceada.

Pera, zanahoria y perejil

• 2 peras sin rabo y 3 zanahorias troceadas; 1 cucharada de perejil fresco, cortado fino.

Cóctel de hortalizas

• 1 zanahoria, 2 hojas de lechuga, 3 hojas de espinaca, 1 tallo de apio, ½ aguacate triturado y 1 tomate.

Se pasa todo por la licuadora. Es ideal para evitar la fatiga. Si notáis el sabor demasiado fuerte, podéis añadir el jugo de media manzana.

Zanahoria multifrutas

• 1 manzana troceada, 1 naranja pelada y troceada, 2 zanahorias peladas y ralladas y 150 ml de jugo de naranja (o agua mineral sin gas).

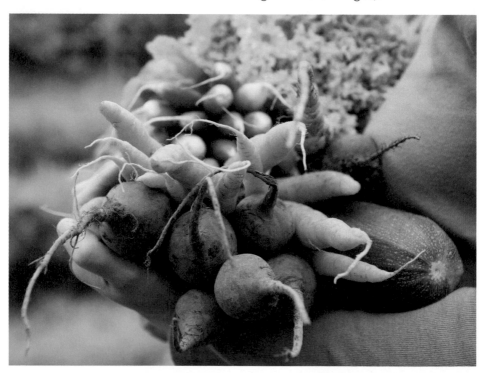

PRIMAVERA

Una oportunidad de "renacer", de volver a ser nosotros mismos, con nueva energía revitalizante. Sentir de nuevo los colores, las formas, los impulsos, las fuerzas que de aquí en adelante nutrirán el paisaje durante su estimulante presencia. Ya asoman los pequeños botones al final de cada rama y luego los brotes, las fibras multicolores, sus pétalos sedosos y nacarados…

Podemos ayudar al impulso primaveral renaciendo tras una breve cura de fresas (ver el libro "*La cura de uvas*" de Robin Book, con curas de frutas), que nos recargará de energía el organismo, preparándolo para el sol del verano. Una invitación a compartir los zumos y la alegría.

Cóctel de fresas
• 3 manzanas dulces, 8 fresas

Lava las manzanas y córtalas a cuartos. Limpia las fresas con agua y déjalas secar. Licúa todo y sirve cada copa adornada con media fresa.

Este zumo purifica la sangre y es depurativo en general, ideal para la limpieza del organismo en primavera.

Si se encuentran unas fresas de cultivo ecológico, libres de pesticidas y química nociva, se pueden utilizar las hojas y los tallos: ayudan a eliminar muchos síntomas de las alergias.

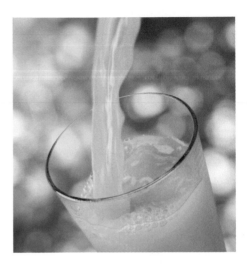

Sabor del Caribe
• 1 mango, 1 papaya, 100 ml de leche de soja, 5 dátiles deshuesados, 1 cucharada de jugo concentrado de manzana

Se pelan todas las frutas y se retiran las semillas de la papaya. Agregamos la leche y batimos hasta conseguir una crema bien fina.

A continuación añadimos los dátiles ya deshuesados y troceados. Finalmente servimos en copas decoradas con el jugo concentrado de manzana.

Zumo aromático
• 1 rodaja de melón, 1 rodaja de chirimoyas, 1 naranja

Se licúan el melón y la naranja y se baten junto con la chirimoya, a la que habremos quitado previamente las semillas.

En este zumo mezclamos tres sabores diferentes con un resultado muy aromático. Por su riqueza en vitamina A, vitamina B y ácido fólico combate las deficiencias que causan los anticonceptivos femeninos.

El sabor del bosque

• 4 manzanas, ¼ de limón, frutas del bosque al gusto

Lavar y trocear las manzanas junto con las frutas del bosque y licuarlo todo añadiendo una capa fina de piel de limón (aseguraos de que no contenga restos de pesticidas).
   Se bebe inmediatamente. Si han sobrado frutas del bosque, pueden añadirse al jugo a modo de tropezones.
   Es una deliciosa recompensa para tomar después de una excursión, en especial si las frutas del bosque las hemos recolectado por el camino.

Kiwi, frambuesas y endibias

• 2 kiwis, ½ taza de frambuesas, 1 endibia

Se pelan los kiwis y se lavan las frambuesas y la endibia. Licúa todos los ingredientes y sirve.
   Este sabroso zumo está especialmente indicado para las adolescentes, que por su desarrollo necesitan el doble de hierro y calcio en su dieta.

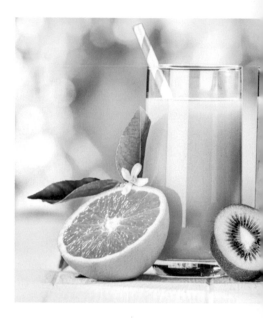

Batido de chirimoya

• 2 chirimoyas medianas o 1 grande, 150 ml de horchata de chufa, 1 cucharada de melaza o miel de caña

Batimos las chirimoyas, añadimos la horchata y volvemos a batir hasta lograr un puré fino. Quitar las pepitas de las chirimoyas es laborioso, pero vale la pena para disfrutar de su sorprendente sabor.
   Utilizaremos la melaza para decorar y lo servimos bien frío.

Tónico de fresas

• 3/4 de taza de fresas o fresones, 2 cucharadas de agua de rosas, ¼ de taza de leche de coco y 1 a 2 cucharadas de miel de ágave para endulzar

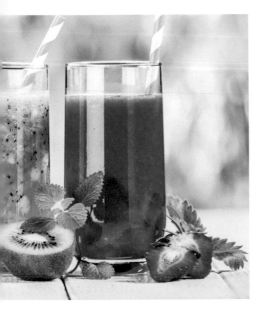

Colocar en el vaso de la batidora, batir y servir.

Muchos padres tienen una gran fe puesta en la capacidad de los batidos y zumos de frutas para que los niños problemáticos con el comer reciban las raciones adecuadas de fruta y verdura que tanto les convienen. Este batido dulce les proporcionará la fuerza de las fresas, las propiedades energéticas divinas del agua de rosas y los beneficios, a menudo olvidados, de la leche de coco.

Fresas y chocolate de algarroba

• 15/20 fresas, 150 ml de horchata de avellanas, 30 g de harina de algarroba

Primero limpiamos y licuamos las fresas. Se agrega la horchata y se remue-

ve la mezcla hasta homogeneizarla. Guardar en el refrigerador durante media hora.

Se saca y decora con el chocolate fundido. Lo colocamos nuevamente en la nevera hasta que el chocolate sea casi una corteza y lo servimos bien frío.

Carotenos nutritivos

• 1 rodaja de piña, 3 albaricoques, 100 ml de agua

Licúa todos los ingredientes. Los albaricoques deben ser bien maduros y hay que pelarlos si no son de cultivo ecológico. Una combinación rica en carotenos (el albaricoque) y minerales (potasio).

Granizado de piña a la canela

• 3 rodajas de piña, 1 pizca de canela en polvo, 5 cubitos de hielo.

Preparamos la piña eliminando la piel y el tronco central, existen sencillos aparatos que facilitan esta operación. La licuamos, espolvoreándola con canela.Machacar los cubitos de hielo. Verter el zumo de piña en vasos altos.

Naranja anti radicales libres

• 1 naranja, 1 limón, 1 zanahoria mediana

Incluye dos frutas ricas en vitamina C y el vegetal más rico en betacaroteno (provitamina A). Es una extraordinaria mezcla antioxidante para hacer frente a los radicales libres, tan relacionados con el envejecimiento celular. Es también antiestrés, refrescante… y deliciosa. ¿Qué más se puede pedir para empezar el día? La naranja puede exprimirse o bien pasarse por la licuadora, a elegir.

Cóctel de vitamina C

• 15/20 fresas, 1 limón, 1 rodaja de piña

Un vaso de este zumo cubre con creces la recomendación diaria de vitamina C para un adulto. La fresa, además de su gran contenido en vitamina C, es una de las frutas con mayor cantidad de hierro. Es excelente como primera bebida del día.

Exprimiremos el limón, recordad que tanto la piña como las fresas pueden pasarse tanto por la batidora como por la licuadora. Comparad el resultado, tan igual, tan diferente: con o sin fibra, más o menos espeso, etc.

Cóctel Vita B-9

• 2 kiwis, 1 naranja, 15/20 fresas

Licúa todos los ingredientes. Esta es una Selección de las frutas con mayor contenido en ácidofólico (o vitamina B9), una vitamina difícil de conseguir pues no se encuentra en una proporción suficiente en la mayoría de alimentos. El ácido fólico es importante para la renovación de la sangre y la piel.

Protección naranja

• 10/15 nísperos, 1 naranja

Licúa los ingredientes. La naranja añade vitamina C y ácido fólico. Los nísperos tienen como característica más destacable su contenido en betacaroteno, aunque su proporción de hierro y calcio, en el grupo de las frutas, es considerable. Antes de licuarlos deben pelarse y quitarles las semillas.

Melón, kiwi y pocas calorías

• 1 rodaja de melón, 2 kiwis

Quitad primero las pepitas del melón y luego licuar los ingredientes. Se sirve bien frío.

El resultado es un zumo excelente en todos los sentidos. El melón es una de las frutas con más potasio y calcio y es baja en calorías, lo mismo que el kiwi, con interesantes micronutrientes.

Melocotón y yogur

• 2 melocotones, 250 ml de yogur líquido natural, 1 cucharada de miel (más bien líquida) o sirope de ágave

Licúa todos los ingredientes. El melocotón destaca por su contenido en betacarotenos y potasio.Como se sabe, el yogur nos aporta calcio y proteínas.

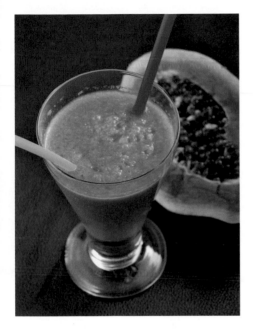

¿Queréis perder algunos kilos? Si bebéis este zumo entre las comidas calmará vuestra sensación de hambre. Las manzanas contienen mucha cantidad de fructosa, mientras que el pomelo calma y disminuye el deseo de azúcar.

Combinado revitalizante

• entre 8 y 12 fresas, 1 kiwi, 1 naranja, ½ rodaja de piña

Lava las fresas, pela y trocea la naranja, el kiwi y la piña. Licúa juntos todos los ingredientes.

Obtendremos un zumo muy rico en vitamina C, ácido fólico y hierro.

Fresas y kiwis

• 15/20 fresas, 2 kiwis medianos

Pelaremos los kiwis y los cortaremos por la mitad. Luego se limpian las fresas y se licúan los dos ingredientes juntos.

Dos frutas ricas en hierro y en vitamina C, que favorece que el sistema digestivo absorba los minerales. Muy indicado para los niños, las mujeres fértiles y las embarazadas.

Piña, remolacha y zanahoria

• 2 remolachas, 2 zanahorias, 1 rodaja de piña

Pelamos y troceamos la piña, las remolachas y las zanahorias. Licuamos juntos todos los ingredientes.

Es un zumo agradable de tomar en cualquier momento. Resulta digestivo por la presencia de la piña, a la que se atribuye este efecto por su contenido de bromelaína.

Adelgazante

• ½ pomelo rosa, 2 manzanas

Pela el pomelo, lava las manzanas y córtalas a trozos pequeños. Pasa las frutas por la licuadora.

Amarillo rojo

• 1 rodaja gruesa de piña, 8 fresas

Pela la piña conservando la parte central y córtala a trozos. Limpia las fresas. Pasa las frutas por la licuadora.

Una bebida deliciosa y de vivos colores, rica en vitamina C y otros antioxidantes, que ayuda a reforzar las defensas del organismo.

**VARIANTES
CON ZUMO DE PIÑA**

Las combinaciones son casi ilimitadas ¿por qué no recuperar su auténtico sabor, fresca y recién exprimida? Pela dos rodajas grandes de piña y córtala a trozos pequeños. Desecha la parte central. Pasa los trozos por la licuadora y sirve en vasos anchos.

Es una bebida rica en enzimas, que favorece la digestión y elimina pequeños dolores. Piña natural: ¡siempre vitalidad y energía!

Cóctel de moras

• 100 g de moras, 5 albaricoques

Lava bien las moras y los albaricoques deshuesados y córtalos en trozos más pequeños.

Pasa las frutas por la licuadora y vierte el zumo en vasos altos.

Seguro que si damos un buen paseo por el campo volveremos a casa con más de un puñado de moras. Y ahora que es bastante fácil conseguir en las tiendas todo tipo de frutas del bosque (ver pág. 00), podemos utilizarlas también.

Crema helada de frambuesas

• ½ kg de frambuesas, 5 cucharadas de leche de almendras, 2 cucharadas de azúcar integral de caña o melaza

Limpia las frambuesas y pásalas por la batidora junto con la leche y el azúcar integral o la melaza hasta obtener la textura deseada. Vierte en un recipiente de cristal y coloca en el congelador durante una hora.

Podemos preparar esta misma receta utilizando fresas, fresones o moras.

Menta fresh

• 200 ml de agua, 3 hojas de menta fresca, 1 limón, 10 g de miel, 4 cubitos de hielo

Prepara una infusión con las hojas de menta y déjala enfriar tapada. Luego diluye la miel en el zumo del limón exprimido y añádela a la infusión ya fría. Vierte todo en un vaso que contenga un poco de hielo triturado.

Remolacha, piña y perejil

• 1 remolacha pequeña, 1 manojo de perejil, 1 rodaja de piña

Pela y corta la remolacha y la piña y licúa.

La remolacha destaca entre las hortalizas por su contenido en hierro y perejil, por su vitamina C (2 g por cada 100 g). La piña corrige el intenso sabor del resto de los ingredientes.

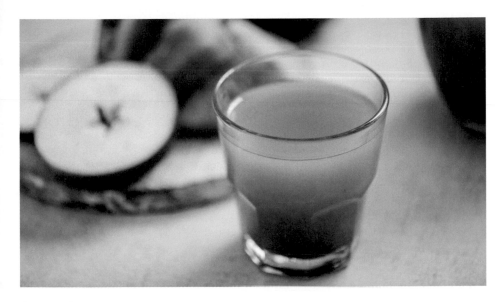

Bebida Norte-Sur

• 2 peras, 1 manzana, ¼ de limón, algunas flores comestibles (rosas, crisantemos, etc).

Lavamos las peras y las manzanas, y las dividimos en cuartos. Pelamos el cuarto de limón y licuamos las frutas. Añade entonces unas fresas, decorando con algunas flores comestibles.

Bebida del bosque

• 4 manzanas, 3/4 de limón, frutos del bosque al gusto (fresitas silvestres, moras, madroños, arándanos rojos o negros, etc).

Lava las manzanas y córtalas a trozos. Limpia los frutos del bosque. Pela el limón quitando sólo una fina lámina (si el limón es bio, de cultivo ecológico, se puede dejar toda la piel). Licúa las manzanas junto con el limón y decora el zumo con frutos del bosque.

Un dicho en inglés dice: "*An apple a day keeps the doctor away*" ("Una manzana al día mantiene alejado al doctor"). ¡Imagínate cuatro!

Bebida de noche

• 1 rodaja gruesa de piña, 1 manzana dulce, 6 fresas

Pela la piña y córtala a trozos pequeños, desecha la parte central. Lava la manzana y córtala a trozos. Limpia las fresas y pasa las frutas por la licuadora.

Es una bebida para las dulces noches de primavera, ¡pero no dudes en tomarla también por la mañana si quieres estar en forma todo el día!

VERANO

El calor acompaña las jugosas frutas de la estación que desbordan el paisaje y los árboles han desplegado toda su paleta de colores. ¿Quién puede evitar que se le haga la boca agua viendo cómo los jugosos melocotones, cerezas, albaricoques, uvas, peras, melones, sandías… se nos ofrecen sin límites para el paladar? La Naturaleza, siempre tan sabia, nos brinda cada cosa en su momento y lugar, y es en verano cuando nuestro cuerpo reclama más liquido y la hidratación es más importante.

Las noches de verano, y las vacaciones, son momentos ideales para preparar zumos frescos que nos deleitarán y darán toda clase de energías. Además de las batidoras de vaso ahora podemos disponer de magníficos extractores cold press para elaborarlos.

También suele ser una buena época para llevar a cabo un pequeño ayuno o una simple cura depurativa.

Burbujas al mango

• 1 mango, ¼ de limón, ½ vaso de agua carbónica

Para transportarnos al trópico o simplemente para aplacar la sed en un caluroso día de verano.

Pela el mango y córtalo a trozos. Pela el limón quitando lo mínimo posible de piel blanca. Divídelo en cuartos.

Licúa las frutas, añade el agua carbónica y decora el vaso con una rodaja de limón.

VARIANTE: BURBUJAS AL MELOCOTÓN

• 1 melocotón, 1 naranja, ½ lima, ¼ de taza de agua carbónica natural

Los niños adoran todo lo que burbujea. ¡Y no digamos el perfume de melocotón!
Lava el melocotón y retira el hueso. Pártelo en trozos pequeños. Pela la naranja y la lima, pero dejando el máximo posible de piel blanca. Trocéalas. Licúa, añade el agua carbónica y sirve.

Melón y lima

• ¼ melón cantalupo (amarillo), ¼ de lima

Cortar el melón y sacarle las pepitas. Pelar la lima y cortarla a trozos. Licuar las frutas. Si poco antes de prepararlo se introducen las frutas en el frigorífico, será mucho más refrescante.

Zumo romántico

• 1 rodaja de piña bastante gruesa, 6 fresas, 100 g de uva blanca

Pelar la piña, quitarle el corazón y trocearla. Arrancar las uvas del racimo y lavarlas. Limpiar las fresas y eliminar las partes enmohecidas si las hay. Licuar toda la fruta a la vez.

Si conseguís fresas y uva de temporada, esta bebida vale la pena. A pesar del nombre esta bebida es excelente para todo el mundo, incluidos los que tengan el corazón «libre».

Gazpacho

• 2 tomates, ½ pimiento, 1 diente de ajo, ½ cebolla, 1 cucharada de aceite de oliva, 1 cucharadita de vinagre de sidra, 250 ml de agua, 1 pizca de sal

Es una de las muchísimas recetas que existen de gazpacho.

Puede servirse con tropezones de pepino, pimiento o zanahoria, y cuadraditos de pan integral tostado o dextrinado.

Ponche de verano

• 200 g de uva blanca, 1 limón, 1 tallo grande de apio sin hojas, 100 ml de agua, 3 cubitos de hielo

Pasamos la uva, el limón y el apio por la licuadora. Colocamos el zumo en un cuenco y añadimos el agua. Remover bien y repartir el líquido en vasos altos.

En la nevera se puede mantener todo el día como refresco.

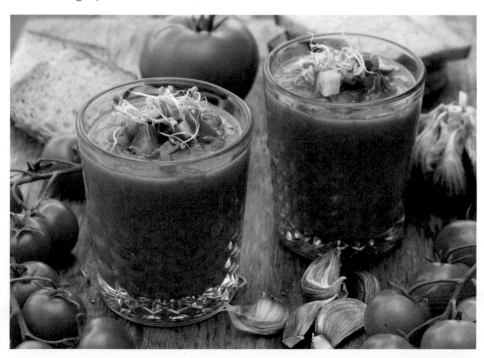

Bebida a la sandía

• 300 g de sandía

Corta la sandía y elimina las pepitas. Divídela en trozos pequeños y échalos en la licuadora. Recoge el zumo y sirve en copas.

Es una bebida de verano por excelencia. Se puede tomar a lo largo de todo el día, incluso si se sigue algún tipo de régimen.

Permite bastantes variedades, como el original gazpacho de sandía. Además, el zumo de sandia, mezclado a partes iguales con leche de almendra, da un excelente "aceite" para quiromasaje.

POSIBILIDAD: SOPA DE SANDÍA

• 2 rodajas de sandía, 1 cucharada de miel líquida, 2 cucharadas de leche de soja

Eliminamos la mayor parte de las pepitas de sandía y licuamos. Vertemos en un bol la tercera parte del zumo y diluimos en él la miel y la leche de soja. Añadimos el resto del zumo.

Acompañamiento sugerido: una manzana cortada a dados y dátiles deshuesados partidos por la mitad.

Si se quiere todavía una ración mayor se puede acompañar de pan tostado o dextrinado.

Cóctel de verano

• ¼ de melón amarillo, ¼ de lima

Corta y limpia el melón, retira las pepitas y trocéalo. Pela la lima y córtala a trozos. Licúa las frutas y sirve inmediatamente

La lima le da un toque exótico que viene muy bien en verano. Podemos sustituirla por un limón, si bien en ese caso el toque exótico desaparecerá.

Uva reconfortante

• 100 g de uvas negras, 1/2 taza de cerezas dulces

Lava las uvas arrancándolas del racimo y lava también las cerezas y quítales los huesos. Coloca las frutas en la licuadora y recoge el zumo.

Consejo: sale delicioso añadiendo una manzana troceada.

Limonada

• 3 limones, miel o endulzante al gusto.

Monda dos limones bien lavados y luego pon el endulzante en el recipiente donde se va a confeccionar la limonada.

Vierte 3/4 de litro de agua junto con unas gotitas de aceite natural de limón. Agrega el zumo de los dos limones pelados.

El otro limón se lava y se corta a rodajas. Colocaremos una en cada vaso al servir la limonada.

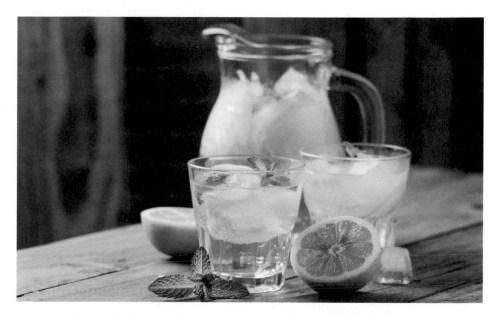

Té helado de arándanos

• 750 ml de néctar de arándano rojo, 40 ml de sirope de saúco (puede ser de arce, o de ágave etiqueta negra), 4 bolsas de té verde, 2 limas bio, cubitos de hielo

Mezclar el néctar de arándano rojo y el sirope y verter en un molde para cubitos. Congelar.

Infusionar las bolsas de té con 550 ml de agua hirviendo. Dejar enfriar completamente.

Cortar las limas a trocitos (podéis guardar alguno para decorar).

Colocar cubitos de hielo en bolsas para congelación y machacar toscamente. Mezclar con los cubitos de hielo de arándanos y los trozos de lima en un vaso largo bien frío y verter el té. Servir inmediatamente.

Smoothie de arándanos rojos (tenim foto)

• 2 cl de crema de coco, 8 cl de leche fría, 12 cl de zumo de arándanos rojos

Mezclar en la batidora eléctrica junto con cubitos de hielo y servir en vaso alto con cubitos.

Decorar el borde del vaso con un pincho de frutas variadas.

Melocotón helado a la vainilla

• 1 plátano pequeño, maduro y pelado, 1 melocotón pequeño, maduro y deshuesado, 150 ml de jugo de naranja, 1-2 bolas de helado de vainilla y yogur

Ponemos el plátano, el melocotón y el jugo de naranja en una batidora de vaso. Lo batimos todo hasta obtener

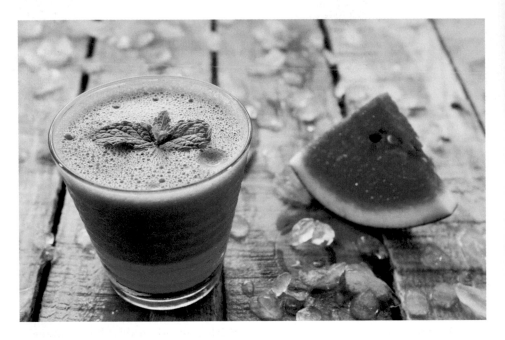

una mezcla suave. Añadimos el yogur de vainilla helado y volvemos a batir durante un instante. El cóctel de melocotón helado se ha de servir inmediatamente sobre hielo triturado.

Variante. Este mismo cóctel puede hacerse sustituyendo el plátano por 180 g de mezcla de frutas del bosque (moras, frambuesas, grosellas) y el melocotón por una cucharadita de miel líquida.

Mandarina, piña y uva

• 3 mandarinas, 1 rodaja gruesa de piña, 100 g de uva negra

La mandarina, al igual que las naranjas imperiales (dulces), da siempre un zumo menos ácido (muy fácil de digerir). Preparad la fruta, batirlo todo junto y ¡a beber!

Ponche de sandía

• 1 sandía, el jugo de 2 limas, 6 fresas

Este jugo de verano tan sencillo se puede servir dentro de su cáscara. En este caso se bebe con una pajita larga y gruesa.

Con un cuchillo afilado, se corta en forma de «tapa» la coronilla de la sandía. Luego, con una cuchara, se retira toda la carne roja de la fruta, se eliminan las pepitas y se pone la sandía en una batidora grande o en un robot de cocina. Se añade el jugo de la lima a la batidora y se bate junto con los pedazos de sandía durante 30 segundos.

Cóctel de albaricoques

• 4 albaricoques maduros, deshuesados y cortados a cuartos, 1 manzana,
troceada, 2 mandarinas, peladas y
desgajadas, 150 ml de jugo de naranja (o de manzana)

Ponemos los albaricoques, la manzana, las mandarinas y el jugo en una
batidora de vaso y batimos hasta obtener una mezcla suave. Se sirve enseguida.

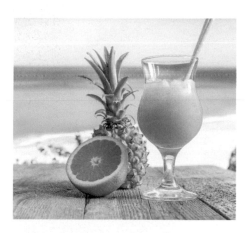

13 COMBINACIONES DELICIOSAS

1. Pomelo, naranja y fresa
2. Albaricoque, uva y pera
3. Manzana y fresas
4. Piña, manzana y fresas
5. Manzana, uva y limón
6. Pera y manzana
7. Piña, fruta de la pasión, papaya y nectarina
8. Manzana y granada
9. Naranja, piña y frambuesa
10. Manzana y remolacha
11. Tomate, pepino, apio y lima
12. Melocotón, naranja, piña y canela
13. Uva, limón y agua de rosas

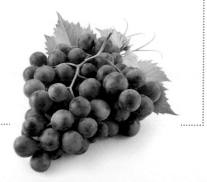

Jugos con frutos tropicales

La idea de frutos «exóticos» es rela-
tiva: el kiwi se ha integrado bien en
zonas de clima mediterráneo, aunque
la fruta original llegue de Nueva Ze-
landa. Y en el mismo Mediterráneo
nos sentimos muy familiarizados con
los plátanos y los dátiles, que en otras
zonas aparecen como frutos exóticos.
Las fresas tempranas, o las mismísi-
mas naranjas, han sido un lujo hasta
hace bien poco en Gran Bretaña o en
muchos países de Europa Oriental. En
cualquier caso, todos coincidimos en
considerar ciertos frutos como tropicales: piña, coco, chirimoya, guayaba,
mango, papaya, fruta de la pasión...

Aquí tenemos una auténtica "Coctelería Verde", sin alcohol, como
hacen en The California Health Bar
desde 1994. De todas formas, donde
los barman clásicos dicen blender o
«coctelera», nosotros diremos «batidora de vaso». Si no se dispone de
batidora de vaso, la de brazo (tipo
pimer) también puede servir. Todas

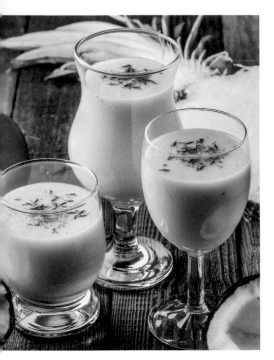

Hai Wahwee

• 150 ml de jugo de naranja, 120 ml de jugo de sandía, 90 ml de jugo de piña, 30 ml de jugo de áloe vera, 1 cucharada de polen de abeja

Se combinan todos los ingredientes en el vaso de la batidora y se mezclan bien hasta obtener un batido uniforme. Vertemos el jugo resultante en un par de vasos bien helados.

Gran Lago de China

• 180 ml de jugo de manzana, 120 g de dátiles sin hueso, rehidratados y chafados, 1/2 cucharada de canela, 2 clavos de olor

Se baten el jugo de manzana y los dátiles hasta que quede todo bien mezclado. Se vierte la mezcla en un cazo y se deja cocer a fuego lento unos 30 minutos. Se sirve en tazones con asa clásicos.

las recetas son para 1-2 personas. Los aderezos finales decoran y dan un delicado toque final al resultado. ¡Salud!

Guayaba con pasión

• 120 ml de jugo de fruta de la pasión, 90 ml de néctar de guayaba, 3-5 gotas de extracto de almendra, nuez moscada para aderezar

Se combinan todos los ingredientes excepto la nuez moscada con un poco de hielo picado en una coctelera y se agita bien. A continuación, se vierte en un vaso grande helado y se salpica por encima con un poco de nuez moscada.

Tropical de papaya, lima y mango

• 150 ml de jugo de papaya, 70 ml de jugo de lima, 1/2 mango mediano, pelado, deshuesado y troceado, 1 cucharada de miel

Se ponen los ingredientes en la batidora con un poco de hielo picado y se baten hasta que todo tenga un consistencia como de nieve a punto de derretirse. El resultado se sirve en un vaso grande helado.

OTOÑO

La cura de uvas de setiembre nos trae la estación de los mil tonos del sol, del amarillo a todos los marrones, dorados naranja... Un nuevo prisma que aleja el sol poco a poco, aunque su amplia gama de tonos rojizos se quedará en las hojas que van a regresar de nuevo a la tierra para fermentarla durante meses, con la promesa de una nueva primavera. Riqueza y abundancia de la naturaleza. En el otoño reconocemos la edad madura de los humanos y una maravillosa paleta de color que inspira a poetas y pintores. Los zumos de otoño nos pueden sugerir sabores tanto clásicos como exóticos. Probarlos es un placer a compartir.

Zumo de frutas de otoño

• 2 tazas de uvas verdes, 2 plátanos pequeños (bien maduros), 3 naranjas peladas, rodajas finas de lima, o ramas de menta fresca

Lava las uvas, pela y trocea los plátanos y las naranjas. Licúa las frutas. Vierte en una gran copa globo y adorna con lima o con hojas de menta fresca. Bebe inmediatamente.

Té verde con especias

• té verde, piel de naranja y de limón nuez moscada, vainilla en rama, azúcar integral o endulzante al gusto, hielo picado (opcional), zumo de una naranja, zumo de timón.

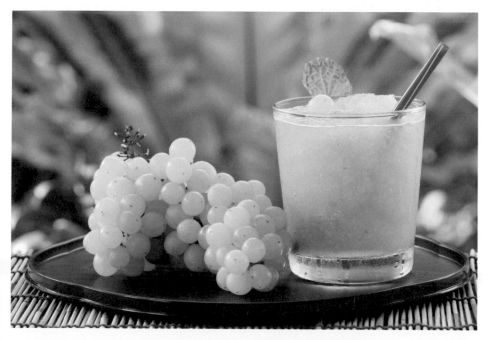

Se pone el té en el fondo de la tetera y se le agregan las mondaduras de naranja y de limón, un poco de nuez moscada y una ramita de vainilla. Se añade el azúcar integral o endulzante al gusto y se vierte encima el agua hirviendo. Se cubre para que se haga la infusión y se deja enfriar.

En el momento de servirlo se le añade un poco de hielo picado, el zumo de una naranja y unas gotas de zumo de limón.

Frambuesa mix

• 1 naranja, 150 g de frambuesas, 1 rodaja de piña bien gruesa

Se pelan la naranja y la piña, y se le saca la parte central. Las troceamos y licuamos junto con las frambuesas.

Cóctel de fiesta

• 3 manzanas dulces, ¼ de limón, 100 g de uvas blancas o negras

Corta las manzanas lavadas en pequeños trozos.

Pela ligeramente el limón. Lava las uvas y sepáralas del racimo.

Pasa las frutas por la licuadora (añadiendo el limón a mitad del proceso).

Un gran clásico, muy popular en las fiestas, sobre todo para los que han comprendido que divertirse no va necesariamente unido al consumo de alcohol.

Leche de almendras

• almendras frescas, agua perfumada con flor de azahar

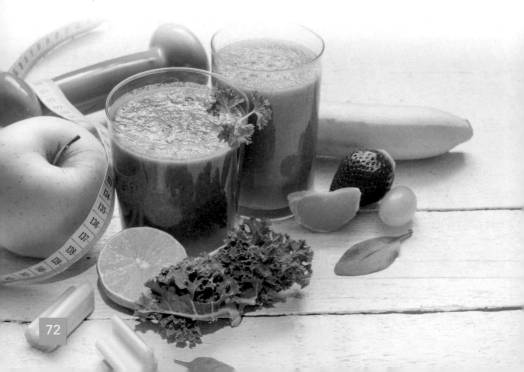

Tritura las almendras en el robot o machácalas en el mortero. Añade agua perfumada con flor de azahar. Cuélala y sírvela. Tanto fría, como calentita en invierno, siempre resulta deliciosa.

Granizado de plátano

• 3 plátanos, ½ limón, 100 g de azúcar integral o de sirope, 4 cucharadas de leche, algunas almendras (opcional)

Pela los plátanos y el medio limón y pásalos por la batidora junto con el azúcar integral o el sirope. Cuando esté bien triturado le mezclaremos la leche dando unas cuantas vueltas.

Zumo de limón con menta

• 4 limones, 4 cucharadas de azúcar integral (o de sirope de ágave o melaza), 3 tazones de agua, 6 hojas de menta fresca

Exprime los limones y reserva el zumo. Entonces pon un cacito al fuego con el agua y disuelve en él las 4 cucharadas de melaza, dejándolo hervir 5 minutos.

Apaga el fuego e introduce la menta. Tapa el cazo y espera 10 minutos.

Añade después el zumo de limón al contenido del cazo, revolviendo enérgicamente las manzanas. Cuando esté a temperatura ambiente, pon el zumo en el frigorífico una hora antes de servirlo.

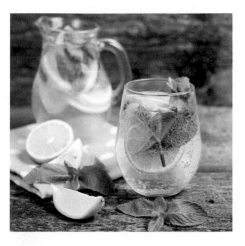

Cóctel de Otoño

• 2 ó 3 manzanas, 1 pera

Lava las manzanas y la pera, y córtalas a trozos pequeños. Coloca las frutas en la licuadora y recoge el zumo. Empieza y termina por las manzanas.

Durante el otoño es cuando se encuentran las mejores manzanas y peras. Han madurado durante todo el verano al sol y todavía no han reposado en el frigorífico. Aprovecha para degustar un vaso de zumo antes de acostarte, procurará un sueño reparador.

Divinas caricias

• 100 g de uvas blancas, ½ limón, 1 rodaja de piña bastante gruesa, algunas uvas blancas, sin pepitas, como adorno

(Inimitable! Indescriptible!). Bueno, bueno: lava las uvas y sepáralas del

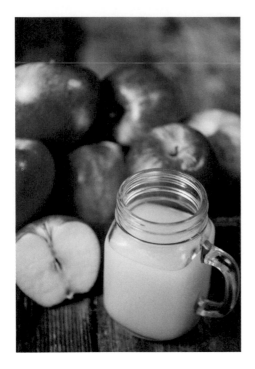

Manzana con jengibre
• 4 manzanas, 2 a 3 cm de raíz de jengibre

Lava las manzanas y córtalas a trozos. Pon los trozos de manzanas y de jengibre en la licuadora empezando y terminando por las manzanas.

El jengibre le da relevancia a este zumo tan sencillo. Es eficaz en caso de dolor de garganta y de náuseas. Suele ir bien para los niños que se marean en los viajes.

Cóctel de frutas del bosque
• 100 g de bayas silvestres (moras, arándanos rojos o negros, madroños, escaramujo, fresitas…), 350 g de melón amarillo (alrededor de ¼ de melón), un pequeño racimo de uvas blancas

Lava las bayas bajo el grifo. Limpia el melón enérgicamente con cepillo y retira las pepitas. Lava las uvas y sépáralas de los tallos (salvo que sean de cultivo biológico).

Pasa las frutas por la licuadora y recoge el zumo.

Setiembre es un mes ideal para pasear por el monte a la búsqueda de las bayas comestibles del bosque. Son deliciosas y muy sanas.

racimo. Pela ligeramente el limón y la piña, y córtala a trozos. Licúa y sírvelo añadiendo algunos trozos de piña y algunas uvas en el vaso.

Uva y albaricoque
• 4 albaricoques, 100 g de uvas (blancas o negras), 1 pera

Lava los albaricoques, córtalos por la mitad y retira el hueso. Divide en trozos pequeños. Lava las uvas y sépáralas de los tallos (salvo si se trata de uvas de cultivo biológico). Lava la pera y córtala a trozos.

Coloca las frutas en la licuadora y recoge el zumo.

Zumo verde antiestrés
• 6 hojas de lechuga, 5 hojas de espinacas, 2 kiwis medianos

Pela los kiwis, lava y trocea las hojas de lechuga y espinaca. Licúa todo y sirve.

En la lechuga destaca el contenido en calcio y potasio. Las espinacas se encuentran entre las hortalizas con mayor cantidad de magnesio y calcio. Los kiwis son importantes en este zumo, porque las necesidades de vitamina C aumentan con el estrés.

Bebida romántica

• 1 rodaja gruesa de piña, 6 fresas, 100 g de uvas blancas

Pela la piña y córtala después. Desecha la parte central. Lava las uvas y sepáralas del tallo verde (salvo si se han cultivado de forma biológica).

Limpia las fresas directamente bajo el grifo y déjalas secar. Licúa luego todo.

Esta bebida es sumamente deliciosa y buena tanto para la salud como para el amor. Probad a tomarla en compañía…

Regenerador de la piel

• 1 remolacha, 1 zanahoria mediana, 1 pimiento mediano

La hortaliza con mayor contenido en betacaroteno (zanahoria), en ácido fólico (remolacha) y una de las mejores en vitamina C (pimiento).

El resultado es una auténtica fórmula reparadora de la piel. Antes de licuar hay que lavar y cortar todos los ingredientes,

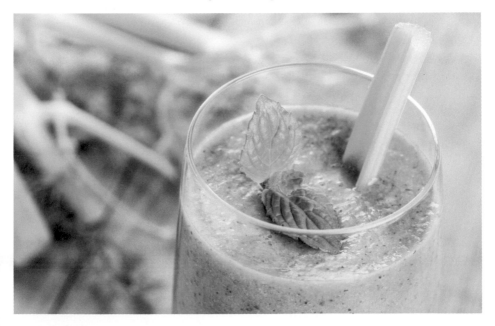

OTRAS COMBINACIONES INTERESANTES

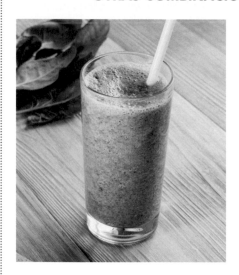

Rico en provitamina A
• 1 puñado de perejil, 1 manojo de espinacas, 4 zanahorias, ½ manzana

Colesterol nocivo
• 1 manojo de espinacas, 1 manojo de brotes de alfalfa, 4 zanahorias, 1 manzana

Circulación
• 1 manojo de espinacas, 3 hojas de col, 4 zanahorias, 2 pencas de apio, ½ pepino, 1 manzana

Estrés
• 2 hojas de col, 1 puñadito de perejil, 1 penca de apio, 1 zanahoria, ½ pimiento rojo, 1 tomate, 1 ramito de brécol

Insomnio
• 3 hojas de lechuga, 1 penca de apio

Resfriado
• 4 tomates, ¼ pepino, ½ pimiento verde, 1 diente de ajo, 2 tallos de apio

Retención de líquidos
• 2 manzanas, 1 rábano picante

En el índice final podéis encontrar otras aplicaciones interesantes para la salud.

Rico en calcio
• 3 hojas de col, 1 puñadito de perejil, 4 zanahorias, ½ manzana

Rico en hierro
• 3 hojas de remolacha, 4 zanahorias, 1 pimiento verde, ½ manzana

Rico en magnesio
• 1 diente de ajo, 1 puñadito de perejil, 4 zanahorias, 2 pencas de apio

Rico en ácido fólico
• 2 hojas de col, 1 puñado de perejil, 1 manojo de espinacas, 4 zanahorias

Rico en vitamina E
• 1 manojo de espinacas, 4 zanahorias, 4 espárragos, 1 tallo de coliflor

INVIERNO

La calidad de lo que nos nutre es más importante que la temperatura de la comida. En invierno siempre apetece algo caliente, pero son los propios alimentos lo que nos da energía. Por ejemplo, nos dará mucho más calor una fruta fresca de la estación acompañada de alguna fruta seca o desecada que un plato de arroz blanco, aunque esté caliente.

La energía no pasa por la temperatura, sino por la composición del alimento y su propia vitalidad. Es importante aportar al organismo alimentos nutritivos sin mezclas complicadas que absorberán mucha energía durante la digestión y restan vitalidad.

En casa, al amparo de una suave fuente de calor, degustemos esos zumos que nos llenarán de energía.

Manzana-naranja
• 2 manzanas, 1 naranja

Lava las manzanas y córtalas a trozos. Pela la naranja y pártela en cuartos. Pasa la fruta por la licuadora. Un clásico. Con deliciosos ingredientes presentes casi en cualquier estación. En invierno va muy bien iniciar la jornada con un vaso de este zumo, aunque sólo fuera por la cantidad de vitamina C que contiene y que constituye un excelente medio de aumentar las defensas inmunitarias.

Jugo supernutritivo
• 100 g de uva, 1 naranja, 1 kiwi, 1 remolacha

Se lavan las uvas y la remolacha y se pelan los kiwis y las naranjas. Licuare-

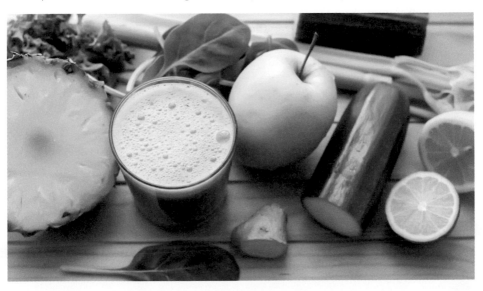

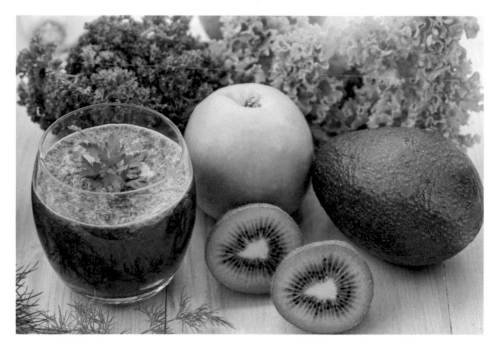

mos entonces todos los ingredientes, pasando el zumo por un colador fino. Además de refrescar, este zumo está indicado para las mujeres embarazadas que necesitan aporte extra de hierro, ácido fólico y calcio.

Zumo verde antiestrés
• 6 hojas de lechuga, 5 hojas de espinacas, 2 kiwis medianos

En la lechuga destaca el contenido en calcio y potasio. Por su parte las espinacas se encuentran entre las hortalizas con mayor cantidad de magnesio y calcio. Los kiwis son importantes en este zumo porque las necesidades de vitamina C aumentan con el estrés.

Remolacha, limón y endibia
• 2 endibias, 1 remolacha, 2 limones

Se lavan las endibias y las remolachas y a continuación se licúan. Se exprimen los limones y se añaden al zumo.

Esta combinación de hortalizas con un cítrico es una forma alternativa de adquirir los nutrientes necesarios para huir del decaimiento y revitalizarse.

Agridulce de piña y pomelo
• 1 rodaja gruesa de piña, ½ pomelo

Pela la piña y córtala a trozos pequeños. Deja la parte central. Pela el pomelo, conservando el máximo posible de piel blanca. Pártelo en trozos pequeños y pasa la fruta por la licuadora.

El pomelo rosa tiene un sabor más dulce que el amarillo. Ese peculiar regusto picante-amargo sobre la lengua resulta muy refrescante. Aporta una buena ración de vitamina C, protectora ante los resfriados invernales.

En invierno la combinación de piña y pomelo refuerza el sistema inmunitario. Es ideal para el desayuno.

Massala dudh

• 1 litro de leche vegetal (de soja, avena o arroz), 100 g de pistachos molidos, ¼ de cucharadita de azafrán en polvo, 3 cucharadas soperas de miel, 1 cucharadita de canela en polvo, clavos de olor al gusto

Hierve la leche en una cacerola de bastante espesor, junto con los clavos y la canela. Añade la miel al mismo tiempo que se remueve la leche. Saca los clavos y espolvorea con los pistachos. Sirve caliente.

Bebida para noctámbulos

• 1 pomelo, 1 rodaja gruesa de piña, 1 manzana, 1 rodaja de lima

Pela el pomelo y la lima, dejando el máximo posible de piel blanca. Pela la piña y córtala a trozos, desechando la parte central. Lava la manzana y trocéala. Licúa. Es ideal para disfrutar de la noche tras una intensa jornada.

Caricia soleada

¿Habéis pasado una mala noche? ¿Tenéis por delante un día muy ajetreado? Esta bebida os dará la energía suficiente para superarlo.

• 3/4 de pomelo rosa, 1 naranja, 6 u 8 fresas o fresones

Pela el pomelo y la naranja, conservando la piel blanca. Trocea las frutas. Lava las fresas bajo el grifo y escúrrelas bien. Licúa.

Cóctel a la mandarina

¿Tenéis necesidad de un pequeño tónico durante el día? ¡Preparaos un cóctel de mandarinas!

• 3 mandarinas, 1 rodaja gruesa de piña, 100 g de uvas negras

Se pelan las mandarinas, conservando la piel blanca. Las dividimos en cuatro

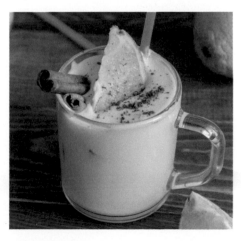

partes, pelamos la piña y la cortamos a trozos. Lavamos las uvas (salvo si son de cultivo biológico), separándolas de los tallos. Pasar todas las frutas por la licuadora.

Sólo de naranjas

• 2 o 3 naranjas

Un clásico, rico en vitamina C y otros antioxidantes, que es excelente para iniciar la jornada en invierno, tras un poco de ejercicio. El zumo fresco de naranja, recién exprimido y bebido a continuación, fresco, sólo y a sorbitos, no tiene nada que ver con los supuestos zumos de naranja de supermercado. No hay nada como un zumo de naranja recién exprimido, por mucho que los cientificistas hayan demostrado que las vitaminas no se van con el paso de las horas.

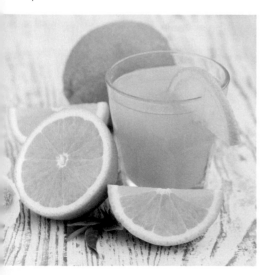

Naranjas dulces, naranjas "Imperial". Aunque cuestan de encontrar, estas naranjas son ideales para las personas que toleran mal las naranjas convencionales.

Y los amantes del sabor pueden disfrutar de las variedades mediterráneas tipo "sanguina"

Hay quien le añade las gotitas de medio limón, quien lo combina con mandarinas o clementilla, quien prefiere añadirle el zumo de medio pomelo Y después de tomar el zumo de buena mañana, ¡evitad llenar el estómago con galletas y bollería: ¡son poco compatibles!

Kiwi, uva y naranja

• 3 kiwis, 1 naranja, 100 g de uvas blancas

Lava las uvas y sepáralas del racimo (excepto si son de cultivo biológico). Pela los kiwis y córtalos a trozos. Pela la naranja y córtala a cuartos. Coloca las frutas en tu equipo, licúa y recoge el zumo.

Es un zumo rico en vitaminas y sales minerales que aporta gran cantidad de energía.

Cóctel de minerales

• 2 manzanas dulces, 4 kiwis

Lava las manzanas y córtalas a trozos. Pela los kiwis con un cuchillo muy afilado y trocéalos. Licúa.

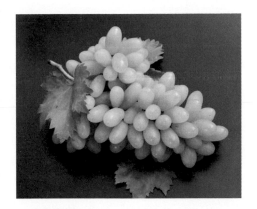

Néctar divino

• 1 papaya pequeña, 1 nectarina pequeña, 1 rodaja gruesa de piña, 1 fruta de la pasión

Una agradable bebida, reservada para grandes ocasiones, que nos hace soñar con lugares lejanos.
    Pela la piña y la papaya, y córtalas a trozos pequeños. Lava y trocea la fruta de la pasión y la nectarina. Licúa.

Zumo de manzana y granada

• 1 manzana, 1 granada

Pela y trocea la manzana. Desgrana la granada y pásalo por el túrmix. Para colarlo aconsejamos utilizar un colador chino.

Zumo de melón y uvas

• 1 rodaja de melón, 10 uvas verdes

Lava las uvas y añádelas al melón ya preparado. Licúa y sírvelo bien frío.

OTRAS DELICIOSAS COMBINACIONES

Presentamos aquí algunas posibilidades más para recordar que ¡sólo se necesita un poco de imaginación!
• Coco, piña y leche (se puede sustituir la piña por zanahoria o manzana o fresones)
• Fresones, piña, naranja y limón (podemos sustituir las manzanas por peras)
• Fresas o fresones con melocotón
• Plátano, manzana y melocotón
• Naranja, fresón, plátano y leche
• Naranja, plátano y manzana
• Piña, naranja y melocotón (o zanahoria)
• Piña, plátano, leche y naranja
• Piña, naranja y chirimoya
• Melocotón y naranja (y zanahorias)
• Naranja y limón y zanahorias
• Manzana, zanahorias, naranja y limón
• Chirimoya, naranja (o coco) y leche
• Zanahoria, limón, naranja y fresones
• Melón, manzana, fresones y leche
• Melón, plátano, manzana y leche
• Coco, plátano y leche
• Peras y papaya

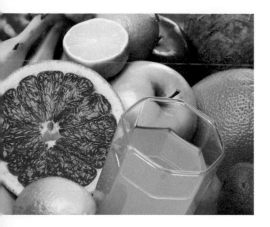

Invernal de piña y mandarina
• 1 rodaja de piña bien gruesa, 3 ó 4 mandarinas

Pela la piña y trocéala. Conserva la parte central más dura. Pela las mandarinas, pártelas a cuartos. Licúa.

Aporta una buena cantidad de vitamina C, siempre vital para el organismo y que ayuda a evitar los resfriados. Es ideal para estómagos delicados: se digiere mejor que la naranja convencional, casi siempre demasiado ácida.

Tónico digestivo
• 1 naranja, ¼ de pomelo, ¼ de limón

Pela la naranja, el pomelo y el limón, conservando el máximo posible de piel blanca. Trocea las frutas. Colócalas en la licuadora y recoge el zumo.

Es ideal después de una fatigosa jornada de trabajo o tras una comida copiosa. Recuperaréis el tono en un abrir y cerrar de ojos.

Zanahoria, pera y limón
• 2 zanahorias, 1 pera, unas gotas de limón

Pelad las zanahorias y la pera, cortadlas a trozos y licuad. Se puede filtrar en un colador chino, agregando las gotas de limón.

Éxtasis de remolacha
• ½ kg de remolachas, 1 cebolla pequeña, ¼ de litro de yogur o kéfir, una ramita de perejil, el zumo de ½ limón grande

Rallar el medio kilo de remolachas y la cebolla pequeña. Mezclarlas en la batidora, haciéndolas puré, con el yogur o kéfir, la ramita de perejil y el zumo de limón grande.

Se puede tomar dulce o salada. Al final se puede adornar con rizos de cáscara de limón (bien lavada, Si no son biológicos).

Suero de leche con manzana
• Suero de leche (o bien 150 ml de leche… ¡o bien "leche" vegetal!), 1 manzana

Licuad la manzana e incorporar el suero de leche ligeramente ácido, tipo molkosan o «molke», que se puede encontrar en algunas tiendas de herbodietética. Al principio probar con unas gotas (si es suero natural líquido) o bien una cucharadita rasa de las más

Tomate básico

• ½ kg de tomates, la cáscara de ½ limón rallada muy fina, el zumo de ½ limón

El jugo fresco de tomate es una excelente manera de emplear los tomates que tenemos ya demasiado maduros para la ensalada. El tomate admite muchas combinaciones con otras hortalizas, verduras y frutas.

La base será de ½ kg de tomates, y medio limón, del que aprovecharemos la cáscara (rallada muy fina) y todo el zumo. Pelaremos mejor los tomates, y les quitaremos las semillas. Lo echaremos todo a la batidora, añadiendo sal o especias al gusto.

A partir de ahí podemos hacer, según nuestra imaginación, diversas combinaciones. Por ejemplo:

- Añadid 2 zanahorias ralladas, 4 tallos de apio y las hojas de un manojo de berros.

- Un pepino rallado, albahaca fresca (no pongáis demasiada), y una pizca de pimienta de Cayena. Deberá estar muy bien batido, y se tiene que servir especialmente fría.

Aunque nos apartemos un poco de los refrescos más conocidos, también es muy recomendable en verano el tomate mezclado con ¼ o ½ litro de caldo de verduras frío.

Ojo al hacerlo porque se conserva durante pocas horas, un día como mucho.

Tomate afrodisíaco

• 3 tomates medianos, maduros, 2 zanahorias frescas, 2 ramitas de apio

Se lavan los tomates y se cortan en cuatro trozos. Se lavan y se cortan las zanahorias en varios pedazos, se hace lo mismo con las ramas de apio y se pasa todo por la licuadora. Este batido es una buena fuente de vitaminas y energía. Sírvase frío, y eventualmente con una pizca de azúcar, al gusto, para potenciar el sabor (opcional).

Batido esplendor

• 6 tomates maduros, 4 cucharadas de zumo de limón, 4 cucharadas de zumo de pepino, sal al gusto

Se lavan los tomates, se cortan en cuatro y se pasan por la batidora para sacarles el jugo. Lo mismo se hace con un pepino, para extraerles las cuatro cucharadas de zumo. Mezclar bien los ingredientes.

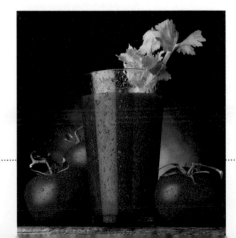

pequeñas si es en polvo. Servir bien frío. Es una bebida muy refrescante y beneficiosa.

El suero de leche es muy indicado para revitalizar la flora intestinal. Si os gusta, o bien os acostumbráis a su sabor, el suero de leche será un buen amigo de vuestras ensaladas, porque sustituye con ventaja al vinagre. Es muy eficaz ante un sinfín de trastornos y, en uso externo, para las heridas y eczemas.

Piña y pepino

• varias rodajas de piña fresca, 1 pepino, ¼ de litro de leche vegetal (o de yogur de soja)

Poner en la batidora las rodajas de piña, peladas, sin corazón y previamente picadas, con un pepino también picado y la leche.

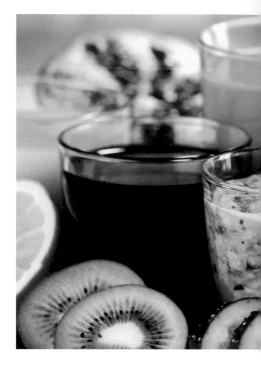

Manzana, ciruela y canela

• 3 manzanas troceadas, 4 ciruelas deshuesadas, 1 cucharadita de canela

Se pasan las manzanas y las ciruelas por la licuadora. Se esparce por encima un poco de canela, se remueve y se sirve.

Sangría de mosto

• 1 l de mosto de uva negra, 2 plátanos troceados, 250 ml de jugo de pomelo, 1 manzana troceada, 250 ml de jugo de naranja, 1 naranja en roda-

jas, 1 melocotón troceado, 1 rama de canela, cubitos de hielo (opcional), 6 clavos de olor

Calentamos los clavos con el jugo de limón y los dejamos reposar tapados. Mezclamos el resto de ingredientes. Colamos los clavos y los añadimos al ponche. Añadimos los cubitos.

Ponche Thai

• 300 ml de jugo de naranja, ½ piña fresca, pelada y troceada, 1 mango maduro, pelado, deshuesado y cortado, 1 pedazo de jengibre pelado y troceado de 2,5 cm, la cáscara de una lima rallada, 2 cucharadas de hojas de

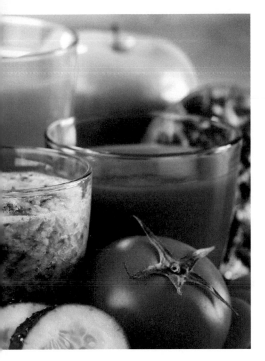

Uva reina

Con un sabor cítrico, dulce y un punto especiado, el jugo de la uva añade textura y cuerpo a este jugo. No cometas el error de eliminar la uva, pues da una dulzura sutil a la acidez del pomelo.

• 110 g de uva blanca sin pepitas, ½ pomelo, pelado y troceado, 1 cucharadita de hojas de menta, 80 ml de agua mineral sin gas (o mosto natural de uva)

Vierte todos los ingredientes en una batidora o en un robot de cocina y bátelo a fondo durante 30 segundos. Colar y servir.

Batido de fresas macrobiótico

• 100g de amasake, 1 cucharada de tahini, 150 g de fresas, lavadas y cortadas, ½ l de agua, hervida con ½ cucharadita de sal y enfriar

Batimos todos los ingredientes y añadimos más agua o fresas según la consistencia deseada. Se puede hacer con otra fruta.

cilantro fresco, 150 ml de agua mineral con gas o de jugo de piña

Se ponen todos los ingredientes en una batidora grande o en un robot de cocina, se mezclan a fondo y se sirve. Es muy refrescante. Para 4 personas.

Superpera

• 250 ml de jugo de uva, 1 pera madura, sin corazón y troceada, el jugo de 1 lima

Se mezcla a fondo el jugo de uva y la pera en una batidora de vaso. Sírvelo de inmediato y añade un hilo de jugo de lima a los dos vasos según el gusto.

Plátano básico

• 1 plátano maduro, pelado y troceado, 1 naranja, pelada y troceada, el jugo de ½ lima, 80 ml de agua mineral sin gas (o jugo de naranja)

Los plátanos han de ser maduros, con motas. Dan un jugo más espeso y son

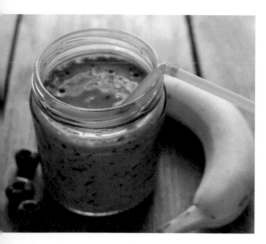

Yokai rosa

• 85 g de fresas, 110 g de uva negra sin pepitas, ramitas de menta para la guarnición

Ponemos las fresas y las uvas en una batidora de vaso y las batimos hasta obtener una textura suave. Se decora con las ramitas de menta.

Melón y kiwis

• 285 g de melón cantalupo pelado y troceado, 2 kiwis pelados y troceados,
300 ml de jugo de naranja, rodajas de naranja para la guarnición

Vertemos el melón, los kiwis y el jugo de naranja en una batidora de vaso. Batimos hasta obtener una buena mezcla. Se puede pasar por un colador si se desea una textura más fina. Se sirve en vasos de caña alta, coronados por una rodaja de naranja.

un alimento que entra muy bien cuando se tiene mucha hambre. Vierte todos los ingredientes en una batidora de vaso y haz un batido a fondo durante 30 segundos. Como hemos dicho, este tipo de jugos con agua son un poco menos consistentes, pero resultan igual de buenos.

Crema de arándanos

• 225 g de arándanos, 2 plátanos pequeños maduros, 300 ml de jugo de naranja, 2 bolas de helado de vainilla

Se guardan un puñado de arándanos para la guarnición y se pone el resto en una batidora o en un robot de cocina junto con los plátanos y el jugo de naranja. Se bate hasta obtener una mezcla fina. Se vierte la crema en dos tazas y se esparcen por encima los arándanos guardados. Se añade una bola de helado natural de vainilla y se sirve de inmediato.

Delicia de ciruelas

• 2 manzanas troceadas, 4 ciruelas maduras deshuesadas, 150 ml de jugo de manzana natural, una pizca de canela molida

Ponemos las manzanas, las ciruelas y el jugo de manzana en una batidora o un robot de cocina. Lo batimos hasta obtener una mezcla suave, vertemos en dos vasos y rematamos con una pizca de canela molida.

Jugo de caña

Este jugo es muy típico de Santo Domingo. Se pela ligeramente la parte exterior de la caña y se pasa por un exprimidor de rodillos que hace el efecto de licuadora. El jugo se sirve con un poco de hielo picado (ver fotografía).

La caña de azúcar en estado original no produce caries, en contra de lo que se podría pensar, y resulta nutritiva y beneficiosa.

Cóctel de la pasión

• 1 mango grande y maduro pelado, deshuesado y cortado, 2 frutas de la pasión, cuya pulpa y pepitas se habrán sacado con una cuchara, 150 ml de jugo de piña o naranja

Ponemos el mango, la fruta de la pasión y el jugo en la batidora de vaso y batimos hasta obtener una mezcla suave.

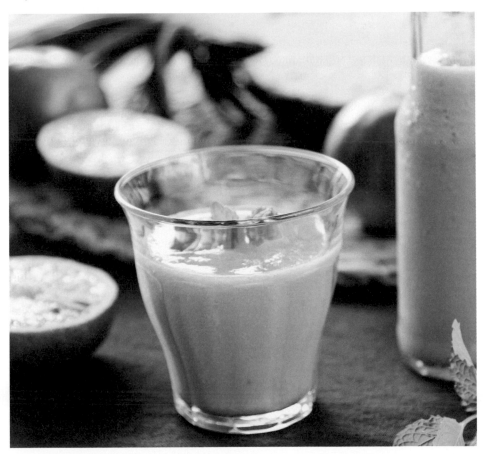

ZUMOS CON FRUTAS Y VERDURAS

Viva la vida

Licuar y mezclar los zumos de:
- ½ pimiento rojo, ½ pimiento verde, 2 zanahorias grandes

Anti resaca

Por si algún amigo padece resaca:
- 2 zanahorias grandes, 6 hojas de col rizada, 2 zanahorias grandes

Piña carrot

- 3 tazas de zumo de piña, 2 zanahorias grandes, cortadas en trocitos pequeños, 1 cucharadita de jugo de limón, hielo picado (opcional)

Se tritura la zanahoria con el zumo de piña y la cucharadita de jugo de limón. Luego se añade el hielo picado y se mezcla suavemente. Se sirve de inmediato.
Este "cóctel de piña y zanahoria" es bajo en calorías y alto en nutrición. Combina muy bien con ensalada de queso, o bien con tiras de queso fresco.

Zumo de lechuga

- 6 o 7 hojas de lechuga, 1 taza de agua

Lava bien las hojas de lechuga. Córtalas a trozos medianos y tritúralas con el agua en la licuadora.
Se puede tomar frío o caliente. Se trata de una bebida depurativa, mineralizante, contrarrestadora de la acidez y que combate el insomnio,

Pela y trocea la manzana y la zanahoria. Lava las uvas y licúalas junto con la manzana y zanahoria hasta que tenga una fina consistencia. Pásalo todo por el colador chino y sírvelo adornado con copos de cereal.

Estimulador estomacal

- 2 manzanas, 1 pera, 1 zanahoria, hojas de hinojo, jengibre rallado para espolvorear

Pela y trocea la manzana, la pera y la zanahoria. Lava las hojas de hinojo y licúalas junto con los frutos ya troceados. Pásalo por el colador chino y sírvelo espolvoreado con jengibre.

Zumo de verduras

Recuerda al gazpacho, y tanto crudo como cocido es muy sabroso.
- 4 tomates, 2 cebollas, 1 trozo de pepino de unos 10 cm cortado en trozos, 250 cc de agua, pizca de sal, pimienta blanca

Pela, lava y trocea las verduras. Hiérvelas durante 20 minutos a fuego suave. Retíralas del fuego, redúcelas a puré, alíñalas con pimienta, sal y un chorrito de aceite de oliva. Sírvelo caliente o frío.

Los zumos más verdes

Los jugos de germinados, un torrente de clorofila

Estos son los auténticos "chupitos" Se necesitan varias tomas para acostumbrarnos a su sabor, pero los recomendamos vivamente. Algas y germinados en forma de zumos, que vale la pena probar: son las nuevas bebidas verdes con un valiosísimo poder nutritivo y con saludables efectos anti-envejecimiento muy importantes. Aquí explicamos sus virtudes y cómo prepararlas… incluso sin licuadoras.

Encontraréis igualmente amplia información y recetas en mi libro "Detox", publicado por esta misma editorial.

Energía natural

La riqueza en clorofila es una característica común en todos estos jugos, que se obtienen extrayéndolos de forma especial de la hoja verde de algunas plantas (alfalfa, espinaca, col, apio… y la **hierba del trigo**) que, como veremos, se puede hacer en casa.

Existe un pequeño equipo manual sirve también para extraer jugos de algas y otras hortalizas y frutas. Pero muy especialmente de toda clase de pequeños filamentos, como los maravillosos germinados de semillas, tanto si los compramos como si los hacemos en casa. Bastantes naturistas ya disponen de una maquinita especial

para obtener este tipo de licuado que por fin se puede encontrar aquí; es un equipo especial con un aspecto similar a las que se usan para hacer carne picada (ver foto). Otro recurso en caso de apuro era envolver los germinados en una hoja grande de verdura y pasarlo por la licuadora. La llegada de los nuevos extractores *"cold press"* soluciona en parte la obtención de estos jugos (son muy buenas, pero no se pueden conseguir en todas las semillas y germinados).

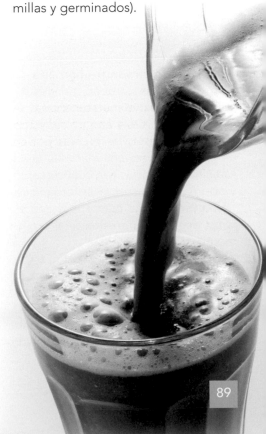

Todos esos jugos combinan bien entre sí o con frutas y hortalizas tradicionales, tanto licuadas como batidas. El resultado y los efectos son espectaculares.

El jugo *greener* por excelencia es el de la hierba del trigo, uno de los alimentos más sorprendentes y revitalizantes que existen.

Nuevos sabores. Algunos sabores de los zumos verdes resultan nuevos para el paladar y, a veces, al ser muy concentrados, se necesitará un poco de práctica hasta que beberlos sea un sabroso disfrute.

Para acostumbrar el paladar a disfrutar estos nuevos sabores, podemos añadir, por ejemplo, el jugo de media manzana.

La clorofila y la sangre humana

Con dióxido de carbono, un gas residual de nuestro metabolismo presente también en la atmósfera; y con agua en el suelo, las plantas ponen en marcha la pequeña maravilla de la fotosíntesis, gracias a la cual crecerán y podrán formar sustancias orgánicas. Sólo precisan una fuente energética: la luz del sol, y un extraordinario pigmento verde, la clorofila.

Todas las plantas superiores la contienen, si bien unas más que otras. El perejil, las espinacas, el apio o la lechuga contienen bastante cantidad de clorofila, pero la hierba recién germinada del trigo la presenta en mayor cantidad.

La estructura química de la clorofila es muy parecida a la de la hemoglobina, el pigmento respiratorio que poseen los glóbulos rojos de la sangre, con una diferencia fundamental: la clorofila posee magnesio, mientras que la hemoglobina contiene hierro. Pero en todo lo demás son tan parecidas, y tan vitales como sustancias, que es inevitable asociarlas.

Antes de que se descubriese el contenido y virtudes antioxidantes de las frutas se consideraba que la hierba joven del trigo era el alimento con mayor proporción de vitaminas, minerales y oligoelementos (y esta humilde y preciosa plantita ¡todavía es uno de los top!) El poderoso efecto regenerador, revitalizador y terapéutico de la hierba del trigo se debe no sólo a su elevada proporción en clorofila, sino también su rico contenido en sustancias vitales.

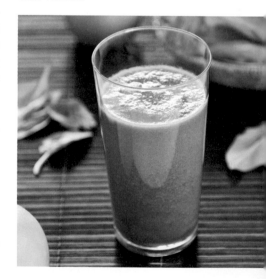

Brotes de semillas germinadas

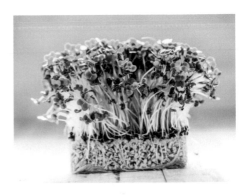

Los germinados de semillas en general son excepcionalmente nutritivos también, así que vamos a repasarlos un poco. Como se sabe, germinado es cualquier semilla que ha brotado gracias al contacto con el agua, el aire y el calor, con lo que comienza a crecer. ¿Quién no ha probado alguna vez, hoy en día, algunos brotes de soja o de alfalfa por encima de una buena ensalada?

Un vegetal vivo, que crece en cualquier clima, rivaliza con la carne en valor nutritivo… y con el tomate en vitamina C. Madura en 4-5 días, se puede plantar cualquier día del año, ni siquiera requiere suelo ni sol, no tiene desperdicio, y puede comerse crudo… Pero disponer de germinados frescos en casa ya es otra cosa: no mucha gente los prepara, y no sólo por pereza, o porque cueste encontrar remotas semillas. Es realmente cómodo comprarlos envasados, si bien hay que tener en cuenta que hay que consumirlos en pocos días.

Siempre recomendaremos los germinados de alfalfa (natural o ligeramente picantita, con mostaza o rabanito germinados), no tanto los de soja y el resto (de fenogreco, trébol, mostaza, hinojo, quinoa...), pero es algo que depende del gusto de los comensales. Los germinados de cebolla y de puerro son muy ricos, pero al igual que los de alfalfa se estropean un poquito antes y también hay que tener presente que luego habrá que digerirlos. Ahora bien, todos ellos son un manantial inagotable de salud.

Con su excepcional vitalidad, su riqueza en vitaminas, minerales, oligoelementos, aminoácidos, enzimas y demás sustancias biológicas activas, los germinados corrigen las carencias provocadas por la alimentación moderna, deteriorada por los procedimientos industriales. Y pueden ayudarnos mucho si los añadimos a nuestra alimentación. Son muy ricos en enzimas y tienen unas propiedades nutritivas excepcionales.

El proceso de germinación

La germinación es una intensa actividad metabólica. En ella tienen lugar varias reacciones químicas, entre las cuales destaca la síntesis de enzimas. Los cambios químicos que ocurren

CÓMO HACER GERMINADOS EN CASA

• Se ponen 4 cucharadas soperas de semillas de cultivo biológico en un bote de cristal de boca ancha. Añadiremos 1 litro de agua pura. Si no se disponemos de agua pura es mejor hacerlo con agua mineral sin gas, en lugar del agua clorada del grifo.

• Se deja en remojo toda la noche. A la mañana siguiente se vierte el agua y lo enjuagaremos abundantemente bajo el grifo. Resulta muy práctico poner una gasa o muselina en la boca de la botella sujeta con una goma elástica. Así se vierte el agua, pero no las semillas.

• Se escurren bien, dejando el tarro en un lugar cálido y oscuro (o tapado, para evitar la luz).

• Conviene enjuagar cada día por la mañana y por la noche, varias veces, hasta que el agua salga tan limpia como entró y con la finalidad de que las semillas estén siempre húmedas.

• A los pocos días los germinados estarán a punto para consumir. Si deseas que cojan el verdor de la clorofila, deja que el último día les dé la luz, aunque no la del sol directamente.

en la semilla al germinar activan una fábrica enzimática poderosa, que no se supera nunca en cualquier estadio posterior de crecimiento.

Esta rica concentración enzimática actúa sobre el metabolismo humano al consumirlos, conduciendo a una regeneración del torrente sanguíneo y los procesos digestivos.

Cualidades excepcionales

La germinación es la técnica más efectiva para aportar a nuestro organismo energía vital concentrada. Los procesos industriales de refinamiento de los alimentos ocasionan carencias en los mismos, que, a la larga, pueden acabar afectando al organismo; la adición de los germinados a nuestra die-

ta puede prevenir estas ausencias. Así como las plantas verdes regeneran el aire que nos rodea, los germinados sanean nuestro cuerpo por dentro.

Si diéramos un valor nutritivo hipotético de 100 a los granos y semillas, nos encontraríamos que:

• Si molemos el grano, ese valor se reduce de 100 a 10.

• Si hacemos germinar esos mismos granos, el valor nutritivo nos aumenta de 100 a 1.000 (a veces, incluso a 10.000).

Los germinados son un concentrado de sustancias generadoras de salud, sustancias que la vida elabora de forma mucho más perfecta que un complejo laboratorio. Y son los alimentos menos contaminados que se puedan encontrar. Si un grano germina, es que tiene calidad suficiente para hacerlo, porque a cierto nivel de degeneración, las plantas dejan de ser capaces de reproducirse.

Germinados de alfalfa

La alfalfa germinada es otro de los alimentos más ricos en minerales que se conocen. Se comercializa un extracto bastante potente y también existen unas cápsulas con el polvo de los brotes germinados una vez desecados (es menos interesante). Contiene minerales alcalinos (calcio, magnesio, fósforo y potasio) de forma equilibrada, lo que facilita su absorción. Y es un torrente de vitaminas: las contiene todas, en mayor o menor medida.

Por eso es un excelente suplemento mineral, útil para muchas personas que sufren de artritis.

Y en cierta forma un superalimento muy interesante en caso de anemia o déficit nutricional. Por eso es tan aconsejable tomar cada día un vaso con una buena combinación de zumos que contengan el jugo de uno o varios greeners, como los de germinados (en especial los germinados de alfalfa), la hierba del trigo, el alga espirulina o la hierba de cebada.

La humilde alfalfa germinada ayuda a curar, entre otros trastornos, úlceras intestinales, gastritis, estreñimiento, hemorroides, asma, hipertensión, anemia, olor corporal y mal aliento, eczemas, encías sangrantes.

POSTRE DE TRIGO CON YOGUR Y AVELLANAS

- ½ taza de trigo germinado
- 2 tazas de yogur natural
- 1 manzana rallada
- ½ taza de avellanas molidas
- semillas de sésamo

Se mezclan todos los ingredientes. Espolvorea el plato con granos de sésamo.

GAZPACHO ROJO Y VERDE

- 2 tazas de alfalfa germinada
- 5 tomates maduros
- 1 pepino
- 2 dientes de ajo
- 1 taza de perejil
- un poco de agua, al gusto

Separa la mitad del pepino y el perejil. Tritura el resto de ingredientes. Pica el medio pepino y el perejil, y añádelos a la mezcla. Sírvelo frío.

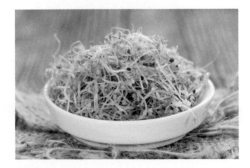

Hierba del trigo, el maná verde

La hierba del trigo (*Triticum aestivum*) que empieza a germinar es uno de los alimentos más ricos en vitaminas y minerales que la naturaleza pone a nuestra disposición. Por ejemplo, contiene vitaminas A, B1 (30 veces más que la leche), B2, B3, B6, B17, C (60 veces más que las naranjas), E (50 veces más que las lechugas y las espinacas), ácido fólico, ácido pantoténico y colina, entre otras sustancias vitamínicas. Incluso vitamina B12, tan difícil de encontrar en vegetales.

Entre los 90 minerales y oligoelementos que aporta la hierba del trigo destaca su contenido en calcio (unas 11 veces más que la leche), magnesio

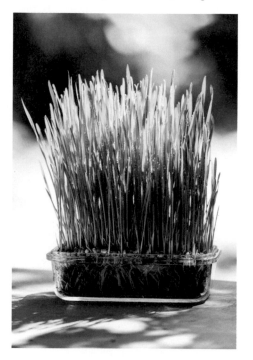

(5 veces más que los plátanos), hierro (5 veces más que las espinacas), cobre (5 veces más que las espinacas o los cacahuetes), zinc, manganeso, selenio, silicio, flúor, azufre, yodo y potasio.

También posee todos los aminoácidos esenciales que nuestro cuerpo precisa para formar proteínas. Para dar una idea de su valor: 100 gramos de hierba del trigo equivalen a unos 2 kilos de la mejor verdura; es decir, valores 20 veces superiores.

La hierba de trigo está libre de gluten y es apta para celíacos. Los brotes de la hoja fresca se pueden triturar para hacer jugo, pero también se pueden secar para preparar un polvo muy nutritivo. Se trata de una proteína completa, con casi 30 enzimas, y muy solar: contiene alrededor del 70% de clorofila cruda. Una pequeña maravilla.

Manantial de salud

No es pues de extrañar que con ella se consigan tan buenos resultados, sobre todo si tenemos en cuenta que la alimentación convencional en los países occidentales es deficitaria en algunas vitaminas, minerales y oligoelementos. Quien haya visto y podido comprobar el poderoso efecto revitalizante de la hierba de trigo se puede olvidar de todas las píldoras vitamínicas del mercado.

Es un maravilloso purificador de la sangre y sus notables efectos beneficiosos han sido constatados por gran cantidad de terapeutas, como la célebre pionera norteamericana Dra. Ann

ELABORACIÓN DEL TRIGO GERMINADO
Y EL JUGO DE HIERBA DEL TRIGO

• Se dejan dos cucharadas soperas de grano de trigo, bien lavado en remojo (con agua templada) durante 24 horas, tapado con un paño (el frío dificulta la germinación).

• Luego extenderemos el trigo sobre un plato. Podemos aclararlo un par de veces al día con agua templada. La idea es que esté siempre ligeramente húmedo. Demasiada humedad pudre el grano y la falta de agua lo reseca y tampoco germina.

• Si lo tenemos siempre tapado con un paño se consigue que no se llene de polvo, no le caigan bichitos y que la semilla encuentre el calorcillo ideal para germinar más rápido.

• En unos cuatro o cinco días, según las condiciones ambientales, podemos tener nuestro germinado.

• Si queremos comerlos conviene que no tengan más de 4 ó 5 cm, porque si no se vuelven demasiado fibrosos y quedan muy duros. Cuando tengan esa medida los guardaremos en el frigorífico, para detener su crecimiento y conservarlos.

Cómo utilizarlo

• Se puede añadir a las ensaladas como cualquier otro brote germinado.

• Una vez seco, si se tritura obtendremos una harina de refuerzo con la que hacer pan, galletas, bases de pizza, etcétera.

• Para obtener zumo del germinado o hierba del trigo, el modo más eficaz es molerlo en un mortero (no en una licuadora o máquina de hacer jugos ya que el germinado es demasiado pequeño para la máquina) y luego exprimir el germinado triturado con una gasa.

• Una cucharadita al día es suficiente.

• Hay quienes prefieren masticarlo mucho, beber el juguito que sale y después desechar la fibra que queda.

Wigmore desde mediados del siglo pasado, o el holandés Dr. Moerman.

Entre decenas de experimentos hemos elegido uno bastante conocido que se hizo con ovejas alimentadas con hierba del trigo y con otras plantas germinadas, observándose que su vitalidad, salud, ausencia de enfermedades, así como la calidad de la lana y de la leche, eran notablemente superiores a las de los animales que se nutrían convencionalmente.

Las aplicaciones de la hierba del trigo son realmente muchas; ha dado buenos resultados en estados anémicos, trastornos digestivos (estómago, hígado, vesícula, páncreas) y de las vías respiratorias, incluida el asma bronquial, así como en estados inflamatorios de tipo infeccioso (sinusitis, otitis, gingivitis, gripe, etc.). También posee una acción antialérgica.

La calidad de la leche materna mejora y su efecto en los niños (la pueden tomar a partir de los dos años) es altamente positivo, actuando como un buen remedio preventivo frente a catarros, anginas y otros episodios inflamatorios que puedan aparecer con reiteración.

Cómo se prepara en casa la hierba del trigo

La hierba del trigo se puede obtener en casa simplemente humedeciendo granos de trigo en un germinador, sobre una tela metálica, mejor si es plastificada, o en un bote de vidrio en cuya tapa se habrán hecho múltiples agujeros. Dos veces al día hay que verter agua sobre las semillas de trigo, para humedecerlas y lavarlas, estén germinadas o todavía no.

El trigo comienza a germinar a los dos o tres días de mojarlo y crece rápidamente, consiguiéndose una hierba joven de trigo ideal para el consumo entre la primera y la segunda semana de haberse iniciado la germinación. Puede tomarse tal cual, cortando los tallitos, masticándolos bien y tragando los restos fibrosos, pero la forma más fácil de tomarla es licuándola con una prensa especial, como hemos comentado antes; las licuadoras clásicas no sirven en este caso. Luego bastará con combinarla con otros jugos (por ejemplo, de manzana o de zanahoria), al gusto de cada cual. También puede rebajarse con agua mineral.

El zumo de la hierba del trigo es un líquido verde super vitalizante y vale la pena acostumbrar poco a poco al organismo a su sabor y propiedades. El proceso de adaptación es de un par de semanas. La toma se hará gradual, comenzando con 1-2 cucharaditas, media hora antes del desayuno y la comida del mediodía. No es recomendable tomar más de media taza.

El jugo de trigo germinado es un gran aliado de nuestra salud y resulta fácil de preparar en casa. Los médicos y terapeutas que lo conocen consideran que es casi una panacea para muchas enfermedades. Para elaborarlo se necesita trigo germinado de unos

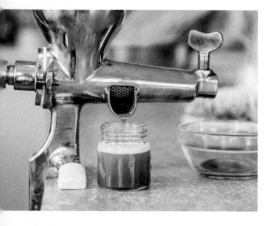

10-12 cm de alto. Si lo vamos dejando a ratos al sol se pondrá más verde y obtendremos más nutrientes. Cuidad que no se seque.

Al ser muy fibroso no se puede licuar. Y si no disponemos de la maquinita extractora del jugo será algo más laborioso, pero muy fácil de obtener: se muele en un mortero (preferiblemente de piedra), exprimiendo la pasta resultante en una gasa.

Los nutrientes del trigo aumentan de forma considerable con la germinación. Por ejemplo, la vitamina C puede aumentar más de 500 veces y la vitamina E se puede ver triplicada en apenas cuatro días. El fósforo pasa de 420 mg por cada 100 g en grano, a 1050 mg una vez germinado. Y el magnesio y el calcio pasan de 130 a 330 mg y de 15 mg. a 70 mg respectivamente con el trigo germinado.

Las enzimas que hasta este momento habían permanecido en estado latente se vuelven activas y empiezan a descomponer las proteínas, grasas e hidratos de carbono, para que nuestras células puedan asimilar esos nutrientes de un modo más eficaz.

Hierba de cebada

Se prepara y utiliza igual que la hierba del trigo. La hierba de cebada (Hordeum vulgare) contiene una elevada proporción de todos los aminoácidos esenciales, además de clorofila, calcio, hierro y otros minerales, flavonoides, enzimas, vitamina B12 y vitamina C.

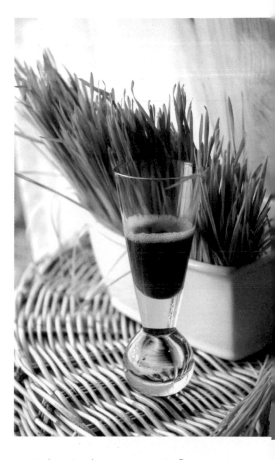

Además de ser un antiinflamatorio muy eficaz, es una buena ayuda en caso de trastornos de estómago, duodeno, de colon, y pancreatitis. Al **agua de cebada** es otra excelente bebida refrescante y beneficiosa (ver pág. 00).

Receta revitalizante

Preparar la bebida que conocida como "Rejuvelac" no es demasiado complejo si seguimos los pasos necesarios para hacer esta bebida fermentada a base de trigo germinado.

La fermentación es lo que hace definitivamente diferente al jugo de trigo germinado y al rejuvelac, que es una bebida muy rica en enzimas vivos (proteasa, amilasa, catalasa, lipasa...). Hemos explicado ampliamente sus virtudes, así como los consejos para su preparación en el libro "Detox", de Ediciones Robin Book. Ésta es la receta:

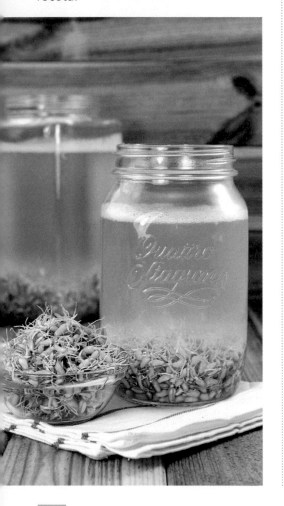

RECETA REJUVELAC

1. En un frasco de boca ancha se ponen alrededor de ¼ de semillas de trigo blando.

2. Cubrid la boca del frasco con una malla, que aseguraremos con una cinta elástica, añadiendo suficiente agua (no clorada). Se deja en remojo de 6 a 10 horas.

3. A continuación escurridlas, enjuagadlas y volved a escurrir, una o dos veces al día, según la temperatura, hasta que el trigo empiece a germinar (suele tardar unos dos días).

4. Colocad el frasco en ángulo (unos 45 °C) para que puedan escurrirse bien. Aseguraos que las semillas no cubren toda la boca del frasco, ya que necesitan ventilación.

5. Alrededor de los dos días de germinación se llena el frasco con agua (no clorada), tres veces la cantidad de semillas germinadas.Dejar en remojo 48 horas a temperatura ambiente.

Después de 48 horas, este líquido ya es vuestro primer rejuvelac.

6. Se vierte el líquido en otro recipiente y lo guardaremos en el frigorífico.

7. Llenad de nuevo el frasco con más agua y dejadlo fermentar de nuevo durante 24 horas. Repetimos la operación una o dos veces.

Zumos y jugos detox

La base de los actuales jugos o zumos detox son los vegetales de hoja verde (espinacas, lechuga, berros, col rizada, hojas de mostaza, rúcula, acelgas, perejil...) con un toque de dulzura procedente de la fruta. El cuerpo recibe agua, aminoácidos, carbohidratos, ácidos grasos esenciales...

Y también importantes **micronutrientes**, ya que estos jugos son una bomba de vitaminas y minerales; muy ricos en vitaminas hidrosolubles, y también nos aportan vitaminas liposolubles, como la vitamina A, la K y carotenos.

Contienen también las valiosas **enzimas**, que son el motor esencial de activación de cada una de las miles de reacciones químicas que tienen lugar en nuestro cuerpo. Recordemos que sin los enzimas la vida no sería posible más de tres minutos seguidos. Se destruyen cuando los alimentos se cuecen a más de 45°C. ¡Y los jugos detox son una incalculable fuente de enzimas!

Finalmente encontraremos **fitoquímicos**, que son los elementos que dan color, olor y textura a las plantas y tienen un efecto protector contra sus depredadores. En el cuerpo humano mantienen esta misma función protectora, con propiedades antiinflamatorias, anticancerígenas y fortalecedoras del sistema inmunológico.

Los beneficios que nos aportan los zumos naturales recién hechos son incalculables y nos aportan de forma decisiva las sustancias necesarias para evitar el estrés, prevenir las enfermedades, potenciar el efecto antiedad... y proteger nuestras células, reparando tejidos.

Un gran aporte

Cuando tomamos un jugo verde estamos concentrando todos los beneficios de cuantos vegetales? Tantos como ingredientes tiene nuestra mezcla, y recordemos que lo ideal, hablando de frutas y verduras, es tomar cinco piezas al día, con la ventaja

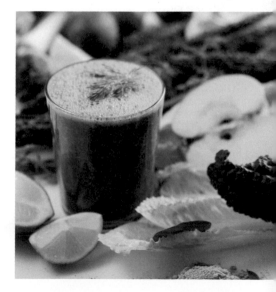

LOS EFECTOS

Efecto alcalinizante. El equilibrio ácido-base

La sangre tiene un pH (pH es la forma de medir la acidez/alcalinidad del organismo) de 7,35 a 7,45. Teniendo en cuenta que 7 es un estado neutro, el pH de la sangre en estado normal es pues ligeramente alcalino. Por otra parte hay que tener en cuenta, además, que el nivel de pH de los fluidos del cuerpo afecta cada una de las células.

Para completar los procesos metabólicos, el cuerpo necesita un ambiente alcalino. Un estado de acidificación constante (producido por un estilo de vida y de alimentación erróneos) daña los tejidos del cuerpo e interrumpe toda actividad y función celular, desde el latido del corazón hasta la actividad neuronal del cerebro. En pocas palabras, un estado ácido es la raíz de todas las enfermedades.

Y, como curiosidad, desde hace poco se sabe que las células cancerígenas no son capaces de reproducirse en un ambiente alcalino. Los vegetales y las frutas maduras son los únicos alimentos naturales que tan en efecto claramente alcalino sobre el cuerpo, por eso es tan importante que estén presentes todos los días en la dieta. Por tanto, el consumo habitual de zumos verdes en nuestra alimentación nos ayudará a prevenir enfermedades degenerativas tan duras como la de Alzheimer o muchos tipos de cáncer.

Efecto detox

La rica composición de sustancias que nos aportan los jugos serán esenciales para poder activar el proceso natural de depuración, es decir, el hoy famoso «efecto detox» en el organismo y, por tanto, facilitar la pérdida de peso. Por otra parte, como no necesitan digestión, el organismo podrá focalizar su energía en depurar, reparar tejidos y fortalecer tu salud.

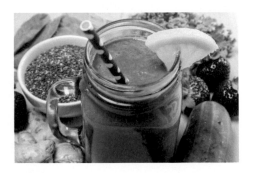

de que en este caso son crudas. Las verduras de hoja verde son uno de los alimentos naturales con más densidad nutricional que se conocen, es decir, que con un sencillo jugo verde al día podemos obtener totalmente el nivel de micronutrientes recomendado por las autoridades sanitarias y especialistas en nutrición.

Zumo Energías

• 1 manzana, 2 zanahorias, ½ pepino, 2 tallos de apio, 1 rodajita pequeña de jengibre (tamaño uña de tu pulgar), opcional: ½ piña

Lava todos los ingredientes menos la piña (si la usas). Escurrirlos y secarlos con un paño o con papel de cocina. Si son ecológicos no es necesario que los peles; si no, pela la manzana, las zanahorias, la piña y el pepino.

Trocéalos según el tamaño de la boca de tu extractor de jugos.

Introduce los vegetales uno por uno dentro hasta obtener el jugo. Consume enseguida.

Notas del chef. Una receta ideal para principiantes. Este licuado es muy suave y fácil de beber, ya que tiene un sabor más bien dulce. Es una buena manera de iniciarse en el hábito de los jugos detox sin renunciar al sabor. La zanahoria hay aporta una dosis extra de betacarotenos antioxidantes. En el caso de personas diabéticas o con candidiasis es más recomendable elegir un jugo verde con menos contenido de fruta.

Zumo superverde

• 1 cabeza de coliflor, 5 ramitas de perejil, 2 ramas de apio, ½ pepino, 1 puñado de espinacas

Lavar todos los vegetales. Escurrirlos y secarlos con un paño o con papel

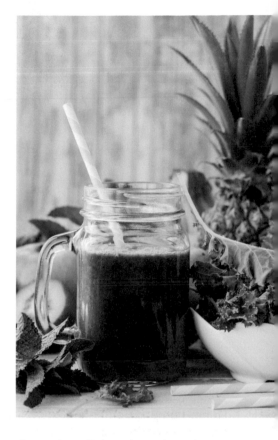

de cocina. Pelar el pepino si no es ecológico.

Haz en trozos según el tamaño de la boca de tu extractor de jugos. Introduce los ingredientes uno por uno dentro del extractor hasta que tengas el jugo. Consúmelo a continuación.

Notas del chef. Más energía y regeneración de la sangre. La clorofila, además de tener una estructura celular muy parecida a nuestra hemoglobina, tiene incontables beneficios para la salud: activa el metabolismo celular, desintoxica el organismo, mejora las defensas, potencia los procesos naturales de curación, estimula la formación de glóbulos rojos, previene el cáncer, frena las infecciones y depura la sangre. Para una dosis extra de clorofila, añade a este jugo una cucharadita de espirulina como topping.

Cóctel vital

• 2 tomates, 2 zanahorias, 1 rama de apio, 4 ramitas de perejil, ½ limón, 1 puñado de espinacas, ¼ de cebolla, ½ diente de ajo (opcional)

Lava todos los vegetales menos el limón, la cebolla y el apio. Escurrirlos y secarlos con un paño o con papel de cocina. Si son ecológicos no es necesario que los peles; si no, pelar la cebolla y el diente de ajo.

Trocéalos según el tamaño de la boca del té uno extractor de jugos. Introduce los ingredientes uno por uno dentro! Extractor hasta que tengas el jugo. Beberlo a continuación.

Notas del chef. Este cóctel, rico en licopeno y antioxidantes, por su gusto nos hará recordar un gazpacho. Como tiene un gran poder antiinflamatorio, alcalinizante y detox, es también una muy buena receta anticáncer. Pruébalo con topping de cúrcuma y pimienta negra para poten-

ciar sus efectos. Decorado con unas hojas de apio, este cóctel también puede convertirse en un atractivo, refrescante y saludable aperitivo para ir preparando el estómago antes de las comidas.

Zumo Cuerpo esbelto

• ½ col, 5 zanahorias, 2 ramas de apio, ½ pepino

Lava todos los ingredientes. Escurrirlos y secarlos con un paño o con papel de cocina. Si las zanahorias y el pepino son ecológicos no hay pelarlos.

Haz en trozos según el tamaño de la boca de tu extractor de jugos. Introduce los vegetales uno por uno dentro del extractor hasta que tengas el jugo. Consúmelo a continuación.

Notas del chef. Este zumo alivia la acidez del estómago y restablece una sensación de confort. Es un auténtico elixir estomacal, formado por los vegetales más eficaces a la hora de cuidar la mucosa gástrica. El jugo de la col actúa como un antiácido natural que aumenta la producción de mucina, sustancia mucosa que facilita el paso de los alimentos y que actúa como lubricante y protector gástrico. Hoy se sabe, además, que la col, como la mayoría de plantas crucíferas, posee propiedades anti-cáncer.

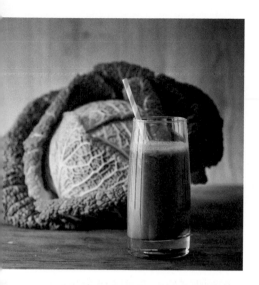

Notas del chef. Este cóctel súper diurético combate la retención de líquidos. El ingrediente estrella: la piña, contiene bromelaína, una sustancia con propiedades antiinflamatorias y diuréticas que mejora los procesos edematosos relacionados con la celulitis.

Si tomamos a diario este zumo de sabor exótico en ayunas, junto con algo de ejercicio y una alimentación sana, rica en vegetales y libre de azúcares y grasas saturadas, mantendremos a raya la celulitis.

También se ha descubierto que la col ayuda incluso en la cicatrización de lesiones gástricas. El apio también tiene la capacidad de restablecer la mucosa gástrica y de proteger las paredes del estómago.

Coles, manzana y zanahoria

• 4 zanahorias, 2 hojas grandes de col crespa, 1 col china (bok choy), 1 manzana tipo golden, jengibre al gusto

Pelar el trozo de jengibre. Lavar bien y licuar todos los ingredientes.

Piña verde

• 2 rodajas de piña, ½ pepino, 2 ramas de apio, 2 puñados de espinacas

Lava todos los ingredientes menos la piña. Escurrirlos y secarlos con un paño o con papel de cocina. Si el pepino es ecológico no es necesario que lo pelis. Corta y pela dos rodajas de piña.

Trocéalos según el tamaño de la boca de tu extractor de jugos, e introduce los ingredientes uno a uno, hasta obtener el jugo. Consúmelo a continuación.

Notas del chef. Es un zumo extraordinariamente rico en vitaminas, color y sabor. La manzana suele emplearse para equilibrar el dulzor granuloso de las zanahorias, sin merma alguna del insuperable aporte de betacaroteno de estas últimas. Además, al consumir cruda la col china bok choy se aprovechan más sus saludables componentes.

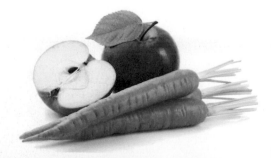

Resfriator

• 3-4 hojas de col kale (col crespa morada), 1 limón pelado, jengibre al gusto, 1 diente de ajo, 40-50 gotas de equinácea, 2-3 zanahorias, 1 pimiento rojo

Limpiar bien los ingredientes, licuar y añadir a la mezcla la equinácea.

Notas del chef. Este zumo, repleto de vitamina C, es el remedio preventivo o la cura perfecta en la época invernal. Tanto la equinácea como el elevado aporte de betacaroteno procedente de las zanahorias y el pimiento tienen propiedades fortalecedoras del sistema inmunitario.

¿Picor en la garganta? Hacerte un zumo para combatir las enfermedades y los resfriados es siempre una alternativa más sana y más rica que los medicamentos en polvo.

Kale, manzana y remolacha

• 2 hojas de col kale (col crespa), 1 remolacha mediana, 1 manzana tipo gala, ¼ de col lombarda, 1 racimo de uvas rojas (opcional, si es la estación)

Lavar bien y licuar todos los ingredientes.

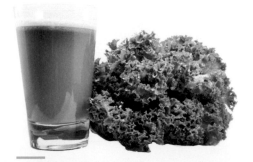

Notas del chef. Además de ser superdulce, fresca y granate, ésta es una bebida inteligente. El zumo fresco de uva favorece la salud del cerebro y la memoria. La col lombarda es rica en yodo, que también resulta beneficioso para el buen funcionamiento del cerebro y del sistema nervioso.

Bebida de manzana y almendra con cúrcuma

• 1 cucharada de almendras peladas, 1 trozo de cúrcuma de 1 cm, 2 manzanas, lavadas y peladas, 2 cucharadas de miel, 2 cucharaditas de canela, 2 cucharadas de crema de almendras, 400 ml de leche de almendras sin azúcar

Pique bien o muela las almendras y tueste el polvo en una cazuela hasta que suelte aroma. Páselo a un plato y resérvelo.

Pele la cúrcuma y píquela muy fina. Trabajando sobre un bol para recoger el zumo que caiga, pele las naranjas llevándose bien toda la parte blanca de la piel, y saque los gajos de sus membranas.

Ponga en el vaso de la batidora la cúrcuma, la manzana, el zumo recogido, la miel, la canela y la crema de almendras, y tritúrelo bien. Si lo desea, añada un poco de agua para obtener un puré más fino.

Caliente la leche de almendras y bátala hasta que se forme espuma. Viértala en dos vasos refractarios.

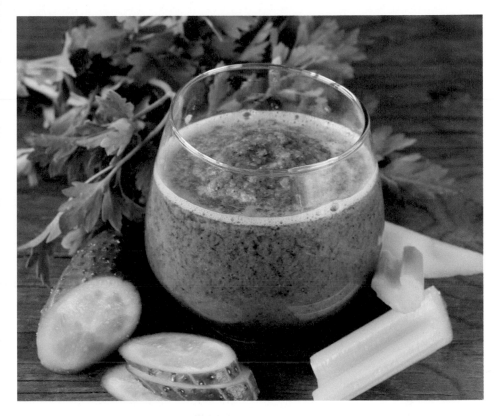

Reparta luego con cuidado la crema de cúrcuma. Sírvalo con la almendra molida tostada espolvoreada por encima.

Nuestro consejo. Las almendras tienen muchísimos nutrientes y son muy beneficiosas para el colesterol y el sistema inmunitario. La cúrcuma estimula la función de la vesícula biliar y ayuda a eliminar toxinas. Las comidas líquidas dan menos trabajo al aparato digestivo, de forma que el organismo puede aprovechar esa energía para expulsar toxinas.

Manzanas esplendor

• 2 manzanas tipo golden, 1 kiwi pelado (opcional), 2 tazas de hojas de mostaza parda cortadas, 2 ramas de apio, 1 melocotón deshuesado

Limpiar bien todos los ingredientes, licuar y beber.

Notas del chef. Tenemos de nuevo una verdura de hoja con importantes propiedades anticancerígenas y de color verde intenso: la mostaza parda, que presenta un perfil más picante que la mayoría de las verduras de la familia de las crucíferas. Suele comerse cocinada, pero sus beneficios aumentan al tomarla en zumo. Agrega el melocotón, opcionalmente el kiwi y unas cuantas manzanas dulces para suavizar el gusto picante e incorporar una dosis de vitaminas y antioxidantes; de este modo obtendrás una riquísima bebida.

Batido de hierbas silvestres

•1 puñado de hojas tiernas de diente de león, 1 puñado de hojas de ortiga, ½ puñado de hojas de malva (ti' hojas tiernas de manzano o de cerezo), 1 cucharada de perejil, 2 melocotones, 2 naranjas, 1 plátano
opcional: en este batido pueden sustituirse las hojas de ortiga, o las de diente de león, por hojas de col kale, así como las naranjas por otros limas o limones, y los melocotones por ciruelas o por nectarinas.

Lave las hojas de diente de león y trocéelas. Con guantes de cocina, arranque las hojas de ortiga y póngalas en el vaso de una batidora potente o del robot de cocina. Añada el diente de león. Lave las hojas de malva y de perejil, y añádalas.

Lave los melocotones, deshuéselos y córtelos en trozos. Pele las naranjas llevándose bien toda la parte blanca de la piel. Trocéelas y deseche las pepitas si las tuvieran. Pele el plátano y córtelo en trozos grandes. Ponga la fruta en el robot de cocina (o en la batidora de brazo) y vierta 500 ml de agua. Tritúrelo todo hasta que se forme espuma.

Nuestro consejo. El diente de león contiene sustancias amargas y aceites de mostaza, muy benignos: ayudan al cuerpo a eliminar los residuos tóxicos producto del metabolismo. Las hojas de ortiga tienen un efecto antiinflamatorio y estimulan la eliminación de toxinas.

Batido de remolacha (hojas y troncho)

• 8 hojas (con el troncho) de remolacha, 1 racimo de uvas negras, 1 mango, 1 aguacate de cultivo ecológico, 1 chorrito de zumo de limón

Lave las hojas (con el troncho) de remolacha, séquelas y trocéelas. Lave las uvas y arránquelas del racimo. Pele el mango, deseche el hueso y trocéelo. Lave el aguacate y, sin pelarlo, ábralo por la mitad, deseche el hueso y trocéelo también.

Póngalo todo en el vaso de la batidora con el chorrito de zumo de limón y 500 ml de agua, y bátalo hasta que se forme espuma.

Nuestro consejo. Es muy conocido el efecto antioxidante y antiinflamatorio de la remolacha. Esta hortaliza roja estimula el funcionamiento de la vesícula biliar y el hígado, y ayuda a limpiarlos. Las hojas tienen las mismas propiedades.

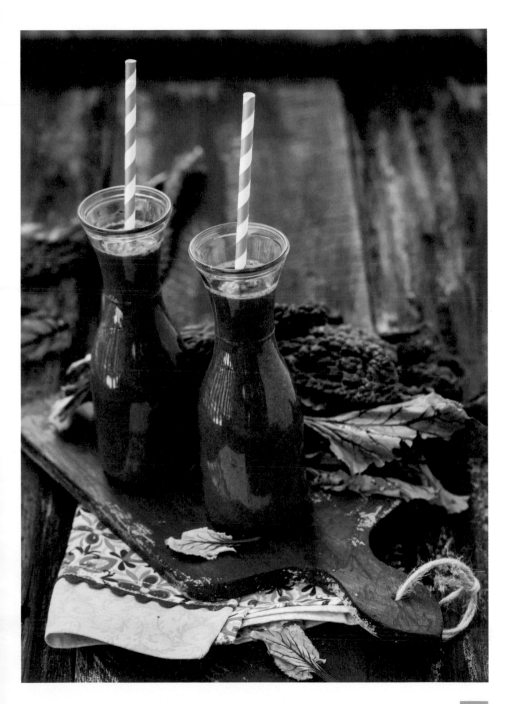

Batido de acelgas

• 4 hojas de acelga y 1-2 hojas de lechuga romana, 1 manzana, 200 g de
uvas verdes, 2 cítricos (limas, o bien
naranjas o limones)

Lave las acelgas y deseche las nerva-
duras gruesas. Trocéelas. Pele la manzana y córtela también en trozos. Lave
las uvas y arránquelas del racimo. Pele
los cítricos, llevándose bien toda la
parte blanca de la piel y saque los gajos de sus membranas.
     Ponga todos los ingredientes en
el vaso de la batidora, vierta 500 ml
de agua y tritúrelo hasta que se forme
espuma.

Nuestro consejo. Como todas las verduras de hoja verde, las acelgas son
ricas en clorofila, que ayuda al hígado
a eliminar metales pesados, pesticidas y toxinas.

Batido de lechuga

• 8 hojas de lechuga romana, 4 hojas
de perejil, 2 manzanas, 1 plátano, 1
chorrito de zumo de limón, unas ho-
jitas de menta, para adornar

Lave la lechuga y córtela en trozos.
Lave el perejil y píquelo grueso. Lave
las manzanas y cuartéelas sin pelarlas. Descorazónelas. Pele el plátano
y trocéelo.
     Póngalo todo en la batidora con
el chorrito de zumo de limón y 750
ml de agua fría, y bátalo hasta que se

forme espuma. Servir decorado con
la menta.

Nuestro consejo. La lechuga romana
y el perejil contienen mucha clorofila,
que limpia y renueva la sangre, además de ayudar al organismo a eliminar toxinas.

Batido de fresa con semillas de chía

• 1 cucharadita de cacahuetes tosta-
dos salados, 1 ramita de menta fresca,
400 g de fresas, 2 cucharadas de crema de cacahuete, 3 cucharaditas de
semillas de chía, 300 ml de leche ente-
ra, opcional: hielo picado o en cubitos

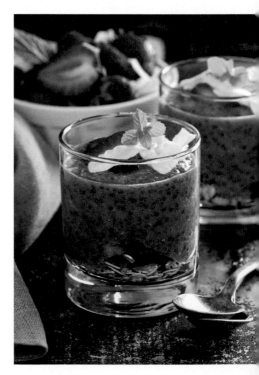

Pique finos los cacahuetes. Lave la menta y sacúdala para secarla. Arranque las hojas y píquelas finas. Lave las fresas, quíteles el rabillo y póngalas en el vaso de la batidora con los cacahuetes, la menta, la crema de cacahuete, las semillas de chía y la leche.

Tritúrelo todo bien y sirva el batido (opcionalmente con hielo picado o en cubitos).

Nuestro consejo. Las fresas contienen antioxidantes, que protegen el organismo y neutralizan los radicales libres, causantes de diversas dolencias. Las comidas líquidas dan menos trabajo al aparato digestivo.

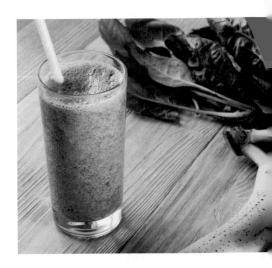

al organismo en la superación de inflamaciones y en la regeneración y el crecimiento sano de los tejidos.

Batido de espinacas
• 2 puñados de espinacas tiernas, 1 ramita de menta, 2 nectarinas, 2 kiwis, 1 manzana

Lave y limpie bien las espinacas y la menta. Lave las nectarinas, cuartéelas, deseche el hueso y trocéelas. Pele los kiwis y córtelos en trozos grandes. Lave la manzana, cuartéela, deseche el corazón y trocéela.

Ponga todos los ingredientes en el vaso de la batidora, añada 500 mi de agua fría y tritúrelo a la potencia máxima hasta que se forme espuma.

Nuestro consejo. La clorofila que contienen, por ejemplo, las espinacas se considera un arma natural contra los radicales libres y el cáncer, y apoya

Batido de hojas de zanahoria y de apio
• 2 puñados de hojas de zanahoria, 1 puñado de hojas y un troncho de apio, 2 peras, 4 dátiles, 5 ciruelas amarillas

Lave las hojas de zanahoria y el apio. Lave las peras, cuartéelas, descorazónelas y córtelas en dados. Deshuese los dátiles y píquelos. Lave las ciruelas, deshuéselas también y trocéelas.

Ponga todos los ingredientes en el vaso de una buena batidora y tritúrelos con 500 ml de agua hasta que se forme espuma.

Nuestro consejo. Los aceites esenciales del hinojo tienen un efecto estimulante de la digestión y limpian las vías urinarias.

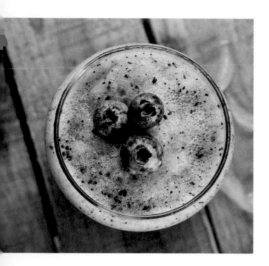

Batido de arándanos y tofu

• 3 cucharaditas de linaza, 200 g de tofu «seda», 200 g de arándanos (frescos o congelados), 1 plátano, 200 g de leche de soja sin azúcar, 2 cucharadas de crema de avellana, hielo picado o en cubitos

Maje la linaza en el mortero. Escurra el tofu. Si son frescos, lave con cuidado los arándanos. Pele el plátano y trocéelo.

Ponga en el vaso de la batidora la linaza, el tofu, los arándanos, el plátano, la leche de soja y la crema de avellana, y tritúrelo todo bien. Si desea una consistencia más fluida, añada un poco de agua. Sirva el batido a su gusto, con cubitos de hielo o hielo picado.

Nuestro consejo. Las bayas contienen muchos antioxidantes y protegen el organismo al atrapar los radicales li-

bres, que reducen nuestras defensas y provocan enfermedades. Además, las comidas líquidas descargan de trabajo al sistema digestivo.

Batido de lechuga y fruta

• ½ lechuga, 4 albaricoques, 2 manzanas, 1 plátano, 1 ramita de romero

Lave la lechuga y trocéela. Lave los albaricoques, deshuéselos y córtelos en trocitos. Lave las manzanas, pero no las pele, cuartéelas, descorazónelas y trocéelas. Pele el plátano y córtelo igualmente en trozos. Lave el romero, sacúdalo para secarlo, arranque las hojas y píquelas.

Ponga todos los ingredientes en el vaso de la batidora y añada 500 ml de agua fría. Tritúrelo hasta que se forme espuma.

Nuestro consejo. Las hojas más verdes de la lechuga son ricas en clorofila, que ayuda al hígado a eliminar toxinas.

Batido de manzana y zanahoria

• 1 pomelo, 2 manzanas dulces, 200 ml de zumo de zanahoria, 100 ml de zumo de manzana sin filtrar, 2 cucharaditas de sirope de arce, 1 cucharada de copos de avena, canela al gusto y (opcionalmente), cubitos de hielo

Exprima el pomelo. Lave las manzanas, descorazónelas y trocéelas. Mezcle en el vaso de la batidora los zumos de pomelo, de zanahoria y de manzana, y añada la manzana troceada, el sirope de arce y los copos de avena. Tritúrelo bien.

Con un par de cubitos, obtendrá una refrescante bebida veraniega. En invierno podrá darle un toque festivo con una pizca de canela.

Nuestro consejo. El pomelo estimula el metabolismo de las grasas del hígado. Las comidas líquidas descargan de trabajo al organismo, que entonces se dedica a eliminar toxinas.

Batido de mango y coco

• 1 mango, 1 lima (o 1 limón), 1 cucharada de tahín (pasta de sésamo), 500 ml de agua de coco, hielo picado (opcional)

Pele el mango y, con un cuchillo afilado, deshuéselo. Luego, córtelo en dados. Exprima la lima.

Ponga en el vaso de la batidora el mango, el zumo de lima, el tahín y el agua de coco, y tritúrelo todo bien. Si prefiere una consistencia más líquida, añada un poco de agua. Sirva el batido opcionalmente con hielo picado.

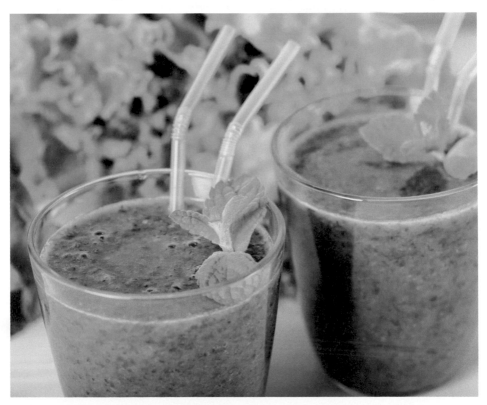

Nuestro consejo. El agua de coco contiene mucho potasio, que ayuda a bajar la tensión. Las comidas líquidas dan menos trabajo al aparato digestivo, y el organismo puede aprovecharla para expulsar toxinas.

Batido de piña y coco con copos de avena

• 4 cucharadas de copos de avena, 300 ml de leche de soja sin azúcar, 100 ml de leche de coco sin azúcar, ½ piña, 2 plátanos

Remoje los copos de avena en las leches de soja y de coco mezcladas. Mientras tanto, pele la piña, pártala por la mitad y deseche el troncho central. Córtela en dados grandes. Pele los plátanos y trocéelos también.

Vierta la leche con copos de avena en el vaso de la batidora o en el robot de cocina y añada los trozos de piña y de plátano. Tritúrelo y resérvelo bien frío hasta el momento de servirlo.

Nuestro consejo. Los copos de avena y los plátanos son ricos en vitamina B6, que fortalece el sistema inmunitario. La piña alivia la hiperacidez y ayuda a adelgazar. Las comidas líquidas dan menos trabajo al aparato digestivo, de forma que el organismo puede aprovechar esa energía para expulsar toxinas.

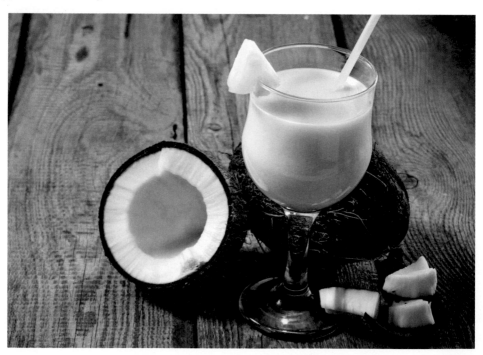

Salud con zumos

Zumos para disfrutar cada instante de la vida y gozar con los regalos de la Naturaleza. Y también para cuando nuestro cuerpo se queja y necesita un poco más de atención y cuidados. Para estos casos hemos incluido esta gula vital de soluciones.

Zumoterapia. Una vida más vital
Podemos tener en cuenta los zumos como un recurso muy útil en las dietas detox, para prevenir enfermedades y como recurso que ayuda a la curación de numerosos trastornos y enfermedades, como veremos en estas páginas, preparadas a modo de pequeña guía de terapia con zumos, relacionada con la alimentación natural. No se sustituye el médico ni un buen tratamiento global, pero nos ayuda a conocer mejor el propio cuerpo y algunos mecanismos muy sencillos relacionados con la salud y la enfermedad.

Los jugos que se recomiendan suelen producir, en una inmensa mayoría de casos, unos beneficiosos efectos y en cualquier caso siempre aliviarán el proceso. Además de tomar el jugo como una sabrosa y placentera medida para la salud, conviene personalizar esa dieta natural y equilibrada. Se trata de disfrutar de una buena salud y prevenir enfermedades mediante una labor personal paciente y tenaz, día a día.

Las recetas y terapias de zumos crudos se utilizarán junto a una dieta natural, equilibrada y personalizada.

Las cantidades de zumo que se dan aquí pueden tomarse todos los días. Cuando se dan varias fórmulas, pueden hacerse los cambios de acuerdo con la disponibilidad y preferencias personales.

Acidez de estómago
Los jugos alcalinos alivian la acidez de estómago.
• 2 o 3 zanahorias, ½ pepino, ½ remolacha con troncho y hojas.

Acné
Disminuir el consumo de grasas, natillas, chocolate y leche, excepto leche desnatada.
• 4 zanahorias, 7 u 8 hojas de espinaca, 4 hojas de lechuga, o bien:
• 3 zanahorias, 6 o 7 espárragos, 7 u 8 hojas de espinaca.
• 6 zanahorias, 1 pimiento verde.

Alergias
Existe una infinidad de alergias, y a menudo no son fáciles de solucionar. La sensibilidad a diversas sustancias, o incluso a la luz del sol, puede dar lugar a condiciones alérgicas. Lo primero que hay que hacer es encontrar la causa y evitar el contacto con ella.

Junto a tratamientos específicos (suprimir la leche de larga conservación o UHT de la dieta) hay consideraciones generales (buscar un mayor equilibrio personal con la naturaleza). Los zumos siguientes no son soluciones milagrosas, pero sí son fortalecedores generales apropiados; se toman al día dos de estas combinaciones:
• 2 zanahorias, 2 remolachas (solo la raíz).
• 1 alcachofa, 3 zanahorias, 1 trozo apio.
• 2 zanahorias, 1 patata.

Amígdalas
Las amígdalas son importantes para el control de la infección y la extirpación suele ser innecesaria. No deben perderse sin considerar los pros y contras. Zumos aconsejables:
• 2 cebollas, 2 zanahorias.
• 5 rábanos picantes (rallados), 1 diente de ajo, 2 rodajas de piña.
• 1 rábano picante, 1 limón, 2 cebollas, 2 zanahorias (beber caliente).

Más cualquiera de los siguientes:
• 2 zanahorias, 1 trozo de apio.
• 175 g de alfalfa, 1 trozo de apio, 2 zanahorias.
• 2 manzanas, 1 trozo de apio o zanahoria.

Anemia
La anemia perniciosa debe ser tratada urgentemente por un buen médico. En cambio, se puede hacer bastante ante los síntomas de anemia simple.

Tomad dos de las combinaciones siguientes:
• 50 g de berros, 2 de rábanos picantes (rallados), 5/6 hojas de espinaca.
• 2 zanahorias, 7/8 hojas de espinaca.
• 1 zanahoria, hinojo, 7/8 hojas de espinaca.
• 1 zanahoria, 2 remolachas.
• 1 nabo, 3 zanahorias, 7/8 hojas de espinaca, 50 g de berros.
• 2 nabos, 75 g de berros, 150 g de espinaca.
• 75 g de berros, 2 zanahorias, 1 remolacha.
• hojas de ortiga, 50 g de berros, 1 remolacha.
• 2 tomates, 1 zanahoria, 6/7 hojas de espinaca.

Como medida preventiva para la anemia perniciosa se puede tomar diariamente el zumo de:
• 4 borrajas.

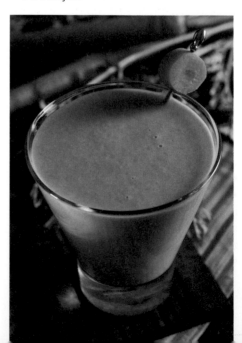

Angina de pecho

Los zumos naturales pueden ser útiles como medida de apoyo. Evitar las situaciones de tensión, mantener un peso normal y hacer con regularidad ejercicios suaves. Beber diariamente una de las combinaciones siguientes:

- 2 rodajas de piña, 1 papaya.
- 2 cebollas, perejil, 1 naranja.
- 1 diente de ajo, 2 naranjas, 1 rodaja de piña.
- 2 rábanos picantes (rallados), 3 zanahorias.

Ansiedad

La uva, la fresa y la piña son tres de las frutas que más relajan:
- 1 rodaja gruesa de piña (de unos 2,5 cm) y 1 racimo (120 g) de uva blanca.

Antibióticos

A veces, en una emergencia, el uso de antibióticos puede ser un medio para preservar la salud, pero nunca deben darse a la ligera por dolencias menores. Los antibióticos destruyen las bacterias buenas y las malas sin discriminación. Así que es necesario restablecer una buena flora gástrica después del tratamiento con antibióticos. Tomar yogur natural diariamente, y alguno de estos zumos recomendados:
- 2 manzanas, 1 pepino.
- 1 pepino, 1 diente de ajo, 1 zanahoria.
- 2 cebollas, 1 diente de ajo, 1 manzana.
- 2 papayas.

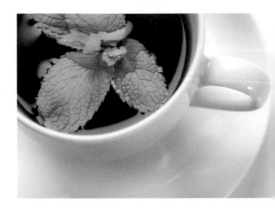

Arterias (arteriosclerosis)

Mantener el peso correcto es una de las medidas para prevenir esta enfermedad. Realizar una dieta rica en aceites poliinsaturados y baja en grasas duras. Hacer ejercicios suaves con regularidad, la natación y el correr o andar son convenientes.

Pueden ser valiosa la ingestión de 500 mg diarios de vitamina E. Evitar el azúcar, los alimentos refinados y no comer más de un huevo a la semana. Tomar todos los días un zumo de cada grupo:

Grupo A
- 3 zanahorias, 6 o 7 fresas, 7/8 hojas de espinaca.
- 2 zanahorias, 1 trozo de apio, 1 remolacha.
- 2 zanahorias, 1 trozo de apio, 7/8 hojas de espinaca, perejil.
- 2 zanahorias, hojas de ortiga.

Grupo B
- 1 rodaja de piña, 1 diente de ajo, 2 zanahorias.

- 2 rodajas de piña, 1 papaya.
- 3 rodajas de piña.
- 2 papayas.

Grupo C
- 2 rábanos picantes (rallados), 1 diente de ajo.

Artritis
Cuando se han producido cambios en los huesos ya no es posible la inversión. Por eso sorprende el gran número de personas que busca y encuentra alivio de la artritis en los remedios naturales. La movilidad suele recuperarse con la ayuda de un profesional bien informado de los poderes curativos de las plantas.

Tomar todo el apio que se pueda, casi un litro al día es lo ideal. El apio debe tomarse con uno o más de los zumos siguientes:
- 1 pepino, hojas de ortiga.
- 1 pomelo (si puede).
- hojas de ortiga, perejil.
- 6/7 hojas de espinaca, perejil, 1 pepino u hojas de ortiga.
- 1 pepino, 2 remolachas, 75 g de berros.
- 1 rodaja gruesa de piña, ½ pomelo rosa.

Asma
La mucosidad que el asma produce en los bronquiolos puede aliviarse tomando jugos. Escoged uno de los que siguen y tomadlo durante una semana seguida. Probad con el resto hasta encontrar el que mejor efecto

nos produzca. Se aconseja un diente de ajo diario.

Probar cada combinación de jugos al menos durante una semana completa, cuando sean de esperar los ataques, como medida preventiva. Si encuentras la que te ayuda, mantenla todo el tiempo que te sea de utilidad.
- 1 pomelo, 1 manzana.
- 3 zanahorias, 1 trozo de apio.
- 3 zanahorias, 6/7 hojas de espinaca.
- 3 rábanos picantes (rallado), el zumo de un limón, 350 ml de agua.
- 3 zanahorias, 8 rábano (raíces y puntas).
- 6 hojas de lechuga, 1 trozo de apio.
- 6/7 hojas de lechuga, 1 patata.
- 1 zanahoria, 150 g de berros, perejil, 2 patatas.
- 1 diente de ajo cada día.

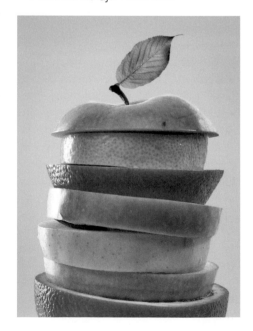

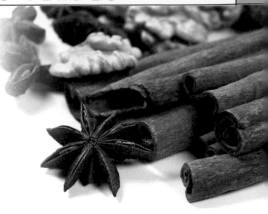

Ataques biliares

No de vómitos, sino incapacidad para producir suficiente bilis para digerir las grasas que hayas comido. Reducir todas las grasas. No beber alcohol, y tomar uno de los zumos siguientes:
• 1 pepino, 2 zanahorias, 1 remolacha.
• 3 zanahorias, 7/8 hojas de espinaca.
• 3 zanahorias, 1 trozo de apio, perejil.
• 7/8 hojas de diente de león, 100 g de berros, hojas de ortiga.

Bocio

Este aumento de la glándula tiroides se debe a una dieta en la que falta yodo. El bocio solo es común en las zonas con escaso yodo natural, el remedio o medida preventiva usual consiste en la utilización de sal de mesa yodada o, mejor aún, cocinar con sal marina. El modo natural consiste en añadir una cucharadita de alga kelp o "dulse" a una de las siguientes combinaciones:
• 1 perejil, 2 zanahorias, 1 trozo de apio.
• 3 zanahorias, 7/8 hojas de espinaca, 50 g de berros.

Bronquitis. Mucosidades

Dejar de fumar. Si es posible ve a vivir a un lugar elevado, con mucho aire limpio y fresco.

Mantén bajo el peso. Para aclarar la garganta va bien el zumo de piña (un vaso).

Para expulsar la mucosidad, toma todos los días al menos durante dos meses:

• 3 rábanos picantes (rallados), el zumo de 2 limones en 350 ml de agua, y/o:
• 2 cebollas, ½ nabo, el zumo de un limón.

Como desinfectante interno, tomar diariamente:
• 500 g de berza, 1 diente de ajo.

Y para recuperar las fuerzas:
• 3 zanahorias, 7/8 hojas de diente de león.
• 3 zanahorias, 1 remolacha, 1 pepino.

Bursitis

Para aliviar los efectos de esta dolencia que afecta a las articulaciones, es recomendable:
• 1 manojo de berros, 4 o 5 zanahorias, ½ manzana sin pepitas.

Caída del cabello

Con frecuencia, es una condición heredada ante la que poco puede hacerse. No obstante, puede servir de ayuda beber:
• 7/8 hojas de espinaca, ¼ de lechuga, consumidos diariamente durante al menos seis meses.

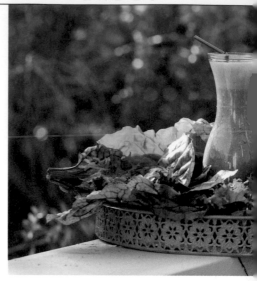

• 175 g de alfalfa, 4 hojas de lechuga, 1 zanahoria.

• germinados alfalfa (un puñado del tamaño del puño), zanahoria y lechuga. Hace crecer el pelo en unos tres meses, pero hay que tomar a diario de medio a un litro.

Calambres (musculares)

Este jugo, rico en calcio, contribuye a prevenirlos.

• 4 zanahorias, 2 ramas de apio, 1 manojito de espinacas, 1 manojo de perejil.

Cálculos en la vesícula biliar

Algunos doctores dicen que los cálculos sólo se curan con cirugía, y en muchos casos tienen razón. No obstante, se han observado buenos resultados con métodos naturales. Hay que evitar los alimentos grasos y reducir el peso. El zumo de apio es particularmente recomendable, porque previene la formación de nuevos cálculos en la vesícula. Son útiles las siguientes combinaciones:

• 2 manzanas, 1 trozo de apio.

• hojas de ortiga, 1 remolacha, 1 pepino.

• 2 remolachas.

• 6 zanahorias, ½ remolacha, 3 ramas de perejil.

Cálculos renales

La manzana posee propiedades depurativas y de drenaje:

• 3 manzanas, 1 taza de arándanos (rojos y negros).

Cáncer

Los zumos crudos pueden proporcionar un valioso y nutritivo apoyo al tratamiento de un buen médico o terapeuta. El cáncer se puede controlar y resolver, cada vez con más frecuencia.

• 8 zanahorias al día

• 3 remolachas al día, o bien:

• 4 zanahorias, 2 remolachas, más:

• 20 núcleos de albaricoque maduro al día.

• 550 g de papaya al día.

Otras combinaciones:

• albaricoque y zanahoria o bien 6 zanahorias, ½ manzana y 3 ramitos de brécol.

En la Terapia Gerson anticáncer se utilizan los zumos como recurso importante.

Caries

Para la salud dental, además de diente de león, ortiga y col (más o menos presentes en todos los jugos) se recomienda:

• granada y zanahoria

• 2 racimos de uva negra y ½ taza de cerezas deshuesadas.

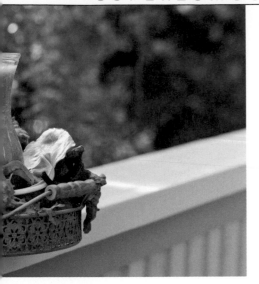

Cansancio

El cansancio es a menudo el resultado de vivir con estrés durante un tiempo prolongado. Cuando lo sufrimos nos despertamos por la mañana con la sensación de no haber descansado nada, por la tarde nos sentimos sin fuerzas y por la noche nos encontramos sumamente cansados. En general parece que nos falte energía para hacer cualquier cosa. Los zumos verdes dan muy buenos resultados.

• 2 zanahorias
• 15 hojas de espinaca
• 1 aguacate (chafado con un tenedor)
• ½ lechuga
• 3 tallos de apio
• 2 tomates.

o bien:

• 2 rodajas gruesas de piña
• 1 mango
• 1 plátano (chafado con un tenedor)
• 1 vaso de leche (opcional) o de leche de arroz

Cataratas

Necesitan de una supervisión médica experimentada, pero si se tratan pronto pueden responder a los tratamientos naturales. Zumos aconsejables:

• 3 zanahorias, I trozo apio, perejil, 50 g de berros.
• 1 zanahoria, 1 remolacha, 1 pepino.
• 3 zanahorias, perejil, 4/5 hojas de espinaca.
• 2 zanahorias, 150 g de berros, 2 tomates.

Catarro

Suprimir el tabaco y todos los alimentos refinados. Remediar cualquier exceso de peso. En muchos casos es efectivo 1 diente de ajo al día. Los siguientes zumos son también muy útiles:

• 2 limones, 10 rábanos picantes (rallados), 350 ml de agua caliente.
• 3 zanahorias, 7/8 hojas de espinaca.
• 3 zanahorias, 1 trozo de apio.
• 1 zanahoria, 1 trozo de apio, 10 rábanos.
• 1 zanahoria, 2 remolachas, 1 pepino.
• 3 zanahorias, 10 rábanos, perejil.
• 275 g de papaya, 1 rodaja de piña, 1 pomelo.
• 2 cebollas.

Circulación

Para la circulación lo mejor es el ejercicio y, por supuesto, los jugos. Podéis añadir un poco de jengibre a vuestro licuado de jugo de zanahoria puro. O también:

• 3 rábanos picantes (rallados), 3 zanahorias.

Colesterol

Zanahorias y manzanas contribuyen a prevenir el colesterol nocivo:
• 5 zanahorias, ½ manzana, una roda-ja de jengibre (1 cm aprox.), 1 manojo de perejil

Colitis

Tomar mucho salvado y fibra cereal. Las comidas blandas que solían reco-mendarse no suelen ser útiles. Toma el zumo de un limón en agua caliente al levantarte, papaya con frecuencia y:
• 2 manzanas, 2 zanahorias.
• 1 pepino, 1 zanahoria, 2 remolachas.

Convalecencia

Es una época en la que, para reconstituir la salud, haremos ejercicio y re-tomaremos el aire fresco siempre que sea posible. Puedes elegir uno o más zumos de entre éstos:
• 3 remolachas, 1 zanahoria, perejil.
• 2 zanahorias, hinojo.

Cura para la resaca

Conviene combatir la toxicidad de un exceso de alcohol y la deshidratación. La forma más fácil de deshacerse de una resaca es eliminar el alcohol del cuerpo bebiendo mucho líquido e incrementar el nivel de energía a través de algún ali-mento que nutra con rapidez.

Un combinado de zumos frescos es ideal para ello y puede al mismo tiempo reemplazar las vitaminas B1 (tiamina) y C cuyas reservas se agotan por el consumo de alcohol. A cada zumo detallado puede añadirse un vaso de agua.

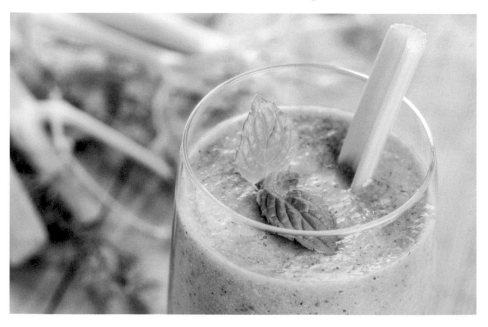

- ½ piña grande, 1 mango.
- 4 mandarinas, 1 guayaba, 2 zanahorias, 6 hojas de col rizada, ¼ de pepino, 125 g de grosella negra, 1 manzana.
- 3 mandarinas, ½ taza de frambuesas.
- 2 zanahorias, 1 tallo de apio, unos tirabeques.
- 125 g de col rizada, 1/4 de remolacha, 4 tomates.

Delgadez

La falta de peso no suele ser motivo de preocupación y se da infinitamente menos que el sobrepeso. Sin embargo, la grasa que hay sobre el cuerpo es tan delgada que el aislamiento de las temperaturas extremas es deficiente. Normalmente el remedio consiste en comer más, siempre que el cuerpo pueda asimilarlo. Una buena combinación de zumos para revitalizamos es:
- 275 g de alfalfa, 3 zanahorias.

Para despertar el apetito, beber diez minutos antes de las comidas una buena tisana digestiva amarga (¡a modo de "bitter"!). O bien, media hora antes de las comidas, cualquiera de los siguientes zumos:
- 1 manzana, 1 zanahoria.
- 1 manzana, 1 trozo de apio.
- 1 remolacha, ½ manzana.
- 1 zanahoria, 1 trozo de apio.

Dermatitis

Si ha sido producida por un agente irritante exterior, eliminar la causa. Alguna vez puede deberse a una insuficiencia de vitamina A. Si es así, se recomienda tomar alguno de los siguientes zumos:
- 1 zanahoria, 1 manzana, 1 trozo de apio.
- 3 zanahorias, 1 trozo de apio.
- perejil, 75 g de berros, 3 zanahorias.

Desintoxicación rápida

Los zumos de frutas y verduras son ideales para desintoxicar, porque limpian y alcalinizan nuestro organismo de forma natural. Reemplazar una comida por un zumo brinda a nuestro sistema digestivo un merecido descanso, mientras proporciona a la vez buena nutrición y energía. Junto al resto de zumos detox, podéis probar estos dos:
- 1 manzana, 2 zanahorias, un manojo de perejil.
- 20 fresas, 1 pera, 1 pomelo, 1 naranja, I limón.

Detox de primavera

Todas las primaveras hay que dar al cuerpo la oportunidad de que se recupere de la tensión del invierno y empiece con frescura. La célebre "cura de fresas" es una de las más populares en esta estación. Una dieta vegetariana baja en féculas refinadas y libre del nocivo azúcar blanco industrial es muy recomendable. Luego, durante dos semanas, tomaremos todos los días, antes de cada comida:
- hojas de ortiga, 175 g de berros, 175 g de diente de león.

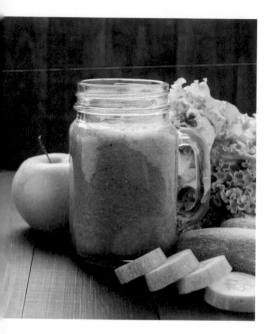

Diabetes

Debe ser tratada invariablemente por un médico experimentado, pues si la condición es bien controlada el paciente podrá llevar una vida relativamente normal. Existen diversas combinaciones de zumos de bajo contenido en carbohidratos, especialmente para el tipo de diabetes que se inicia en la vida adulta. Dos de los mejores son:

• 5 coles de Bruselas y 275 g de judías.
• 7 rábanos picantes (rallados), el zumo de 2 limones, 275 ml de agua.
• 4 zanahorias, 1 manzana, 4 hojas de lechuga y 3 coles de Bruselas.

Otros que se pueden probar:
• 2 zanahorias, 6/7 hojas de espinaca.
• 3 zanahorias, 1 trozo de apio, perejil.

Diarrea

Hay varias buenas combinaciones de zumos para la diarrea. Si es persistente, hay consultar a un médico.
• 4 remolachas.
• 450 g de berza.
• 2 remolachas, 225 g de berza (opcional: ½ diente de ajo, o uno entero con 4 remolachas)
• hojas de ortiga (solas, o con un diente de ajo y 200 g de berza).
• 2 papayas.
• 225 g de papaya, una rodaja de piña.

Dolores de cabeza

Es una advertencia de la existencia de tensión corporal producida por estrés o por toxinas. La prevención es mejor que la cura. Los dolores de cabeza persistentes son una señal de enfermedad y deben consultarse siempre con un médico. Para tratar la causa que subyace en los dolores de cabeza son útiles las dietas con la menor cantidad de productos grasos –especialmente grasas trans–, chocolates, y, por y por supuesto, todo tipo de alcohol. Si el dolor de cabeza es duro y persistente habrá pensar en la homeopatía y, sobre todo, en la acupuntura.

Es saludable una dieta de crudos (o dos comidas crudas y una cocida), tomando en cantidad frutas y verduras (¡crudas!) y cereales integrales. Y las siguientes combinaciones de zumos:
• 1 manzana, 350 g de berza, 1 trozo de apio.
• 2 manzanas, 3 tomates, perejil.

- 3 remolachas, 1 manzana.
- 3 zanahorias, 1 remolacha, 1 pepino.
- 4 manzanas y 2 tallos de apio.

Eczema

Es más un síntoma que una enfermedad. Entre sus numerosas causas se hallan la herencia y la susceptibilidad. A menudo se producen por la tensión y la preocupación. Hay que tratar de encontrar y eliminar la causa… y elegir dietas sabrosas, pero poco excitantes: el vegetarianismo es ideal.

Cuando la causa de los eczemas es física, podemos tratarlos con alguno de estos zumos:

- 5 zanahorias y 1 troncho de apio.
- 6/7 hojas de espinaca, 3 zanahorias.
- 1 zanahoria, 1 trozo de apio, 7/8 hojas de espinaca, 1 perejil.
- 5/6 hojas de espinaca, ½ lechuga.
- 2 papayas.
- 1 alcachofa.
- 3 patatas, hojas de ortiga.

Embarazo y durante la lactancia del bebé

Preocúpate particularmente de tener un suministro suficiente de hierro y de las vitaminas A, D diariamente al menos durante seis meses. Tomar diariamente licuados vegetales (soja, arroz, avena) u horchatas (chufa, almendras, avellanas). Además de los zumos de:

- 3 zanahorias, 50 g de berros.
- 3 tomates, perejil.
- 2 zanahorias, 2 manzanas.
- 2 zanahorias, 1 remolacha.
- 2 zanahorias, 2 remolachas.

Encías sangrantes

Los cítricos contribuyen de forma efectiva a fortalecer las encías.

- ¼ de pomelo, 1 rodaja de piña (2,5 cm aprox.), 1 manzana, 1 rodaja pequeña de lima.

Energía

Para que estos zumos sean todavía más completos y agradables puedes mezclarlos con leche o yogur natural. También puedes probar de añadir germen de trigo y miel.

- 1 mango, ½ piña, 1 plátano aplastado con un tenedor, 115 g de yogur natural, una cucharadita de coco desecado, ½ cucharadita de miel.
- 20/30 fresas, ½ taza de frambuesas, 3 albaricoques, 115 g de yogur natural.
- 1 chirivía, 6 hojas de col blanca, 2 zanahorias.

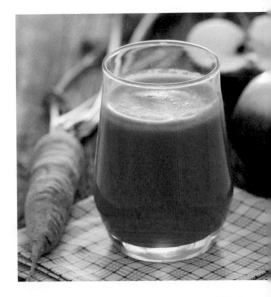

Enfisema

Es necesario un tratamiento médico integral. En algunos pacientes pueden ayudar los zumos de:
- 175 g de berros (al día)
- 175 g de berros, perejil y el jugo de 1 patata.

Estreñimiento

Para prevenirlo la dieta debe tener suficiente fibra alimentaria vegetal. Como la fibra de trigo integral de cultivo ecológico, a ser posible de harinas de calidad, con un buen grado de molienda a la piedra. Durante todo el año, las frutas, y la mayoría de verduras, ayudan a combatir el estreñimiento, por eso la alimentación vegetariana ayuda mucho a evitarlo.

Dos cucharadas de melaza en agua caliente suelen acabar con los problemas de casi todas las personas. El caldo de acelgas es infalible, lo mismo que las ciruelas en general o desecadas: un par de ciruelas desecadas, puestas en un vaso con tres dedos de agua la noche anterior. También son útiles los siguientes zumos:
- 8/10 hojas de espinaca, 1 manzana.
- 3 zanahorias, 7/8 hojas de espinaca.
- 3 zanahorias, 2 manzanas.
- 3 patatas, 1 manzana, 8 hojas de espinaca.

Estrés

Nuestras relaciones inmediatas al estímulo del estrés, como las palpitaciones, o la tensión muscular, no siempre son perjudiciales para nuestra salud.

En situaciones extremas o de tensión, la adrenalina que el cuerpo vierte al torrente sanguíneo ante estos estímulos da la energía adicional para poder enfrentar la situación. En cambio, el estrés se convierte en un peligro para nuestra salud cuando se produce sin que el cuerpo pueda liberar físicamente esta energía adicional.

La adrenalina que produce el organismo somete las glándulas tras los riñones a un gran esfuerzo, con exceso de riego sanguíneo en unas zonas y menor riego en el estómago, que se

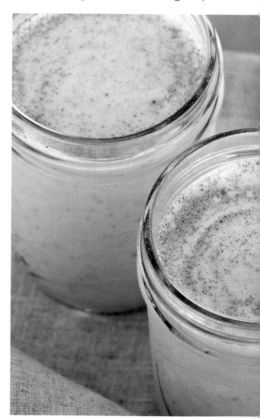

suele convertir en una mala digestión e incorrecta absorción de los nutrientes.

Por eso se dice que "una punta" de estrés es incluso saludable, pero estresarse con frecuencia, quizás incluso cada día, es vivir un estado poco saludable, de tensión y ansiedad, que conduce al insomnio, agotamiento...

Existen muchas maneras de combatir el estrés: hacer más ejercicio, practicar técnicas de relajación, como la respiración profunda... Pero lo que comemos y bebemos también influye. Los nutrientes con comprobados

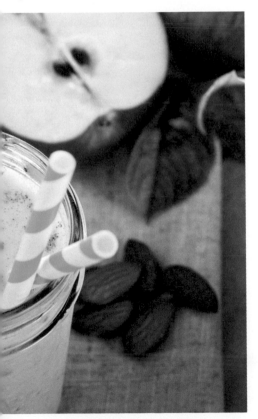

efectos calmantes sobre el sistema nervioso son las vitaminas del complejo B (especialmente B1, B6, ácido fólico y ácido pantoténico), vitamina C y el mineral calcio. Los podemos encontrar en concentraciones altas en los cítricos, verduras de hojas verdes, melones, albaricoques y aguacates. Se recomienda beber zumos de cítricos y:

• ½ sandía de tamaño medio, 6 hojas de col rizada, 2 tomates, 1 tallo de apio.
• 1 manzana, 1 zanahoria, 4 coles de Bruselas.

Fatiga

Tras un trabajo duro, la fatiga es el modo que tiene la naturaleza de avisar que necesitarnos descanso, por lo tanto ¡hay que descansar como primera medida! Los esfuerzos debilitan el cuerpo y lo hacen vulnerable a la enfermedad.

Si nos encontrarnos fatigados sin haber trabajado mucho, o bien necesitarnos más sueño (las necesidades son variables), o bien estamos con algún síntoma de enfermedad, en cuyo caso debernos encontrar y tratar la causa. Pero lo más probable es que necesitemos un "reconstituyente" nutritivo. Durante dos semanas tomaremos:

• zumo de berros diluido con 5 veces más de agua, una cucharadita ocho veces al día, y/o:
• 2 naranjas, 2 manzanas, el zumo de un limón, 7 hojas de lechuga.

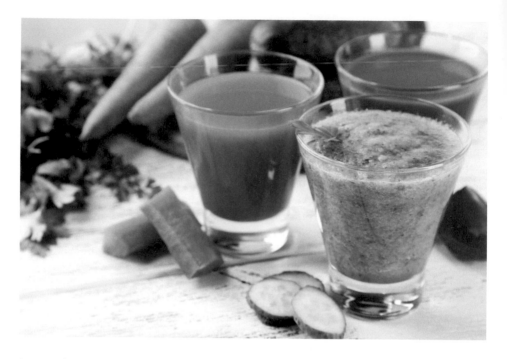

La zanahoria y la manzana son dos de los grandes «revitalizadores» que nos ofrece la naturaleza ante la fatiga y la falta de energía. Si las manzanas son muy verdes o poco dulces, podéis añadir una pera. Otra combinación muy recomendable es:
• 6 zanahorias, 2 ramitas de apio, 1 manojo de perejil, un diente de ajo.

Fiebre

Hoy en día se aborda la fiebre como una "enfermedad" más y se intenta combatir a base de fármacos antitérmicos. Grave error: la fiebre es una saludable respuesta natural del organismo en su lucha por destruir la infección. Por eso procuraremos aliviarla de forma natural con hidrotera-

pia, pero lo primero es tratar la causa, normalmente con algún tipo de ayuno. Beber zumos de naranja, limón y mandarina, o bien de uva o de apio y manzana.

Para combatir infecciones en general, utilizaremos un zumo de ajo, berza y cebolla.

Fiebre del heno

Corno en el caso del asma, la fiebre del heno es producida por una sensibilidad a una influencia exterior que ha de ser localizada y, si es posible, evitada. A menudo se hace más suave o deja de existir con el paso de los años. Utiliza alguno de estos zumos:
• 1 trozo de apio, 3 zanahorias.
• 1 zanahoria, 1 remolacha, 1 pepino.

• 2 zanahorias, 1 trozo de apio, 7 hojas de espinaca, perejil.
• 7 rábanos picantes (rallados), el zumo de 2 limones, 350 ml de agua.
• 3 zanahorias, 7/8 hojas de espinaca.
• 2 zanahorias, 1 remolacha, 4 hojas de lechuga.

Fracturas

Para contribuir a la curación de una fractura el organismo debe tener un suministro abundante de vitamina C, proteína y calcio. El mejor zumo tomar 450 g de borrajas al día. También son indicados los zumos de:
• 1 kiwi, 1 manzana.
• 1 naranja, 1 manzana.

Forúnculos, abscesos

Usualmente, son signos externos de desperdicios tóxicos internos. Mantener la zona limpia y asegurarnos de que nuestra dieta sea la correcta, con muchas frutas y verduras frescas, crudas, y pan integral. Utiliza pulpa de papaya como emplasto externo o, Si no, miel pura. Utiliza uno o dos de los zumos siguientes.
• 2 zanahorias, 2 remolachas, 1 diente de ajo.
• 1 cebolla, 425 g de berza.
• 150 g de berros, hojas de ortiga, 275 g de berza.
• 1 diente de ajo, 1 cebolla, 2 remolachas.

Gota

Esta enfermedad, originada por un exceso de ácido úrico, es dolorosa, pero felizmente es poco común. Evita el alcohol y los alimentos ricos en nucleoproteínas, como las anchoas o sardinas. La mejor dieta es la vegetariana. Se recomienda tomar cada día para aliviarla el zumo de:
• 1 limón y 2 peras.

Gripe (ver resfriados)

La gripe no debe tomarse a la ligera, puede ser grave en algunos casos. Es una buena costumbre empezar el invierno con dos semanas de buenos y nutritivos jugos que fortalezcan la resistencia. Puede repetirse una semana después de Navidad. Tomar cada día:
• 75 g de berros, perejil, 2 zanahorias, 2 patatas.

Si cogemos la gripe, lo que tenemos que evitar es la ansiedad, por el insomnio que provoca, pues con eso solo se empeorarán las cosas. Trataremos de dormir con una o dos almohadas extra para mejorar la respiración.

Hay que tratar de hacer algún ejercicio una hora antes de acostarnos,

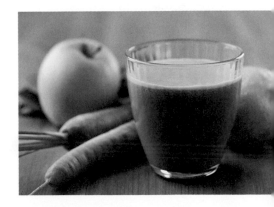

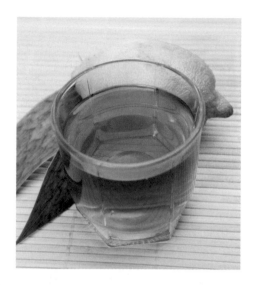

• 1 cucharada de ortiga picada, 1 nabo, 100 g de berros.
• 7 hojas de espinaca, 1 zanahoria, 1 tallo pequeño de apio.

Heridas

Para curar las heridas se necesitan proteínas y vitaminas C y K. La vitamina K se encuentra en la alfalfa, y las proteínas en las borrajas. Una buena combinación es:
• 175 g de alfalfa, 175 g de borrajas, 1 zanahoria.

Hernia

Esta desviación intestinal que empuja la pared del abdomen puede ser producida por la presión sobre del cuerpo del hombre por haber adoptado la postura erguida. Las mujeres tienen unos músculos abdominales inherentemente más fuertes, y menor probabilidad, por tanto, de padecer hernia.

La prevención consiste en levantar los objetos pesados con los músculos de las piernas en lugar de con los abdominales o de la espalda, y en mantener el abdomen bien ejercitado y sus músculos en buen tono. Esto último se facilita con una sana nutrición y con estos zumos, que pueden servirnos de ayuda:
• 1 zanahoria, 1 trozo de apio, 7 hojas de espinaca, perejil.
• 2 zanahorias, 1 trozo de apio.
• 3 zanahorias, 10 hojas de espinaca.
• 3 zanahorias, 1 remolacha pequeña (raíces y puntas), 1 pepino.

aunque sólo sea caminar. Al retirarnos a dormir beberemos un vaso de zumo caliente, nuestro favorito, en el que hayamos disuelto una cucharada de miel. El limón suele ser bueno. Durante el día beberemos alguno de los zumos siguientes:
• 1 trozo de apio, 2 zanahorias.
• 1 manzana, 1 trozo de apio.
• 1 manzana, 1 naranja.

Hemorroides

Junto a la higiene personal existen varias causas que pueden producir esta enfermedad. Conviene evitar el estreñimiento; una dieta rica en fibra cereal (salvado) previene casi siempre el inicio de las hemorroides, y es esencial para su alivio. Existe una crema con aloe vera que es muy eficaz. Además, los zumos que pueden ayudar son:
• 1 cucharada de ortiga picada, 1 patata, 225 g de berros.

Hígado

Los problemas hepáticos suelen deberse al exceso de alcohol, al exceso de grasas y a la falta de vitamina B. Tomaremos para prevenir un suplemento de levadura de cerveza. Si por el contrario, ya tenemos algunos síntomas, utilizaremos cada día dos de los zumos siguientes:

• 1 zanahoria, 1 remolacha, 1 pepino.
• 2 zanahorias, 1 trozo de apio.
• 6/7 hojas de espinaca, 3 zanahorias.
• 2 zanahorias, 1 trozo de apio, perejil.
• 3 de manzana.
• 1 alcachofa.

Huesos y dientes

Tanto los niños como los ancianos necesitan mucho calcio. Pero en general todos nosotros, pues este mineral no suele ser bien absorbido.

Para prevenir su falta, beberemos al menos medio litro al día de zumos ricos en calcio. Entre los mejores están los de apio, de perejil y de berros. El jugo de ortigas es extraordinario para la salud, y muy rico en calcio.

Indigestión

Pueden causarla numerosos factores, a veces por el desequilibrio entre acidez y alcalinidad en el sistema digestivo. El objetivo debe ser retornar a la armonía ácido-base, en vez de los potentes antiácidos que se usan comúnmente.

Sustituiremos por malta el café y otras bebidas ordinarias. El zumo de manzana es también de gran alivio, y lo mejor es ir probando estos zumos hasta que encontremos el adecuado para nuestro organismo. Esperar dos semanas antes de cambiar.

• 450 g de berza, 2 papayas, 3 rodajas de piña.
• el zumo de 2 limones en agua caliente con un poco de miel.
• 1 zanahoria, 2 remolachas, 7 hojas de lechuga.
• Si está causada por la ansiedad, utilizaremos el jugo de 4 remolachas (puede añadírsele un poco de jugo de manzana).

Insomnio

Es uno de los principales efectos secundarios del estrés. Las personas que sufren de insomnio recurren frecuentemente a los fármacos para dormir, pero los zumos frescos podrán ayudarles mejor para dormir bien toda la noche.

Los zumos del apio y la lechuga tienen fama de favorecer el sueño y de calmar el sistema nervioso.

Los zumos con alto contenido de calcio y magnesio y las vitaminas B3 y B6 tienen el mismo efecto.

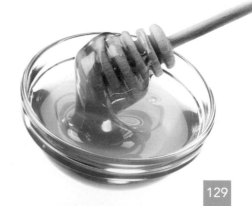

- 125 g de germinados de soja, ¼ de coliflor, 2 zanahorias.
- 3 tallos de apio, un manojo de berros.
- 1 pomelo, 2 guayabas, 1 naranja, ½ taza de frambuesas.

Impulso sexual excesivo

Una saludable vida amorosa de razonables proporciones suele ir de la mano con una larga vida; existen ejemplos típicos como los de Charles Chaplin, Picasso o el del pianista Arthur Rubinstein. Sin embargo, el exceso de impulso sexual suele ser un inconveniente para la amistad y las relaciones sociales. Para lograr equilibrio y moderación podéis tomar lo siguiente:
- 275 g diarios de zumo de lechuga (½ lechuga y 250 ml de agua).

Impulso sexual perdido o debilitado

Existen bastantes suplementos dietéticos de los que se dice que ayudan a hacer el amor: la vitamina E, el ginseng, la miel, el polen, el germen de trigo, la arginina de las palomitas de maíz, minerales como el zinc… También la avena (puede tomarse en forma de licuado o «leche» de avena) actúa como un excelente tónico revigorizante. Y un buen jugo o zumo tonificante, como:
- 2-3 tomates maduros.
- 4 remolachas, 1 manzana, 1 zanahoria.
- 2 remolachas, 2 zanahorias, 1 pepino.
- 1 trozo de apio, 1 manzana.

Infecciones urinarias

Los arándanos, las uvas y la piña ayudan a prevenirlas, además de:
2 manzanas dulces (golden, por ejemplo), ½ granada.

La edad de oro (zumos para personas mayores)

Las personas mayores requieren a menudo cantidades más elevadas de minerales: calcio, magnesio, selenio, hierro… Los antioxidantes, como las vitaminas C y E y el betacaroteno, son importantes para todo el mundo, pero en especial para la gente mayor. Todos los zumos vegetales o frutales son buenos tónicos para las personas de edad.
- 1 nabo, 1 manzana, 6 hojas de espinaca.
- 1 guayaba, 2 melocotones.
- 2 zanahorias, 8 trozos pequeños de coliflor, un aguacate chafado con un tenedor.

Laringitis

Trataremos este síntoma como los enfriamientos. Haremos además gárgaras con limón diluido en agua caliente. Utilizaremos las siguientes combinaciones:
- 2 zanahorias, 2 rodajas de piña.
- 3 rodajas de piña.
- 2 zanahorias, 2 manzanas
- 1 zanahoria, 1 remolacha, 1 pepino.

Lombrices intestinales

Se denominan antihelmínticos a los remedios que eliminan las lombrices.

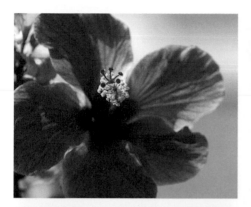
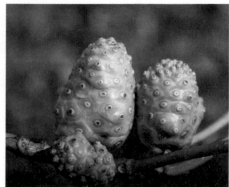
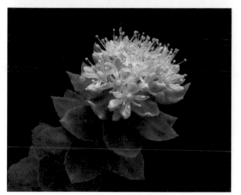
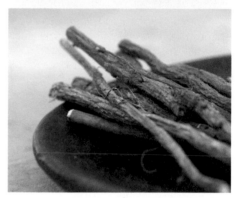

Los que se citan aquí están comprobados. Es aconsejable una cura de dos semanas, pero debemos asegurarnos de que las heces no sean recicladas en el entorno. Lo mejor es alternar los dos jugos:
• ½ calabaza y 55 ml de agua
• 1 ajo en 275 ml de agua

Mal aliento

Contando con que nuestros dientes están limpios y sin caries y no existe infección bucal o de garganta, tomaremos salvado para mantener la actividad de los intestinos. Igualmen-

te procuraremos mantener la boca fresca con una buena limpieza bucal (seda dental, un buen dentífrico y un colutorio) después de cada comida. Por otra parte trataremos cualquier infección que pueda haber en el pecho, nariz, boca y garganta. Igualmente seguiremos la salud y vitalidad de los dientes, evitando siempre el azúcar blanco y cuidando el esmalte.

La ciruela umeboshi y el polvo de arruruz son muy alcalinizantes y ayudan a combatir el mal aliento producido por la acidez (se pueden encontrar en dietéticas, en forma de preparado:

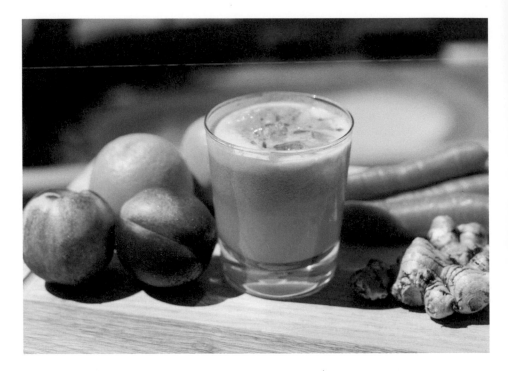

"umebol"). Igualmente conviene evitar el café y otros productos muy acidificantes. Beberemos regularmente:
• El zumo de un limón en agua caliente al levantarnos, más uno de estos zumos:
• 3 zanahorias, 6 o 7 hojas de espinaca, 1 pepino.
• 4 manzanas.
• 3 manzanas, 1 trozo de apio.
• 3 zanahorias, 1 trozo de apio.

Mareo

Si se trata de mareo por el transporte, tomad, antes de iniciar el viaje, el jugo de:
• 2 manzanas, 1 pera, un trozo de jengibre (de unos 2,5 cm).

Menstruación excesiva

Dos buenas combinaciones de zumos ricos en hierro son:
• 250 g de hinojo, 2 remolachas
• hojas de ortiga, 2 remolachas.

Mente despierta

Tener la mente despierta significa poder pensar con más claridad, concentrarse mejor y trabajar con más eficacia. A menudo tomamos una taza de café o té para lograr esta sensación y ver las cosas con más perspectiva, pero el café nos llenará de radicales libres, causantes del envejecimiento celular.

Un vaso de zumo fresco puede tener el mismo efecto y en cambio nos

aporta justo todo lo contrario: antioxidantes rejuvenecedores (o que retrasan el envejecimiento), junto a otros nutrientes esenciales. El potasio, calcio, zinc y las vitaminas del complejo B son vitales para un buen funcionamiento del cerebro.
• 2 zanahorias, 7 hojas de espinaca, 2 tallos de apio.
• 2 peras, un manojo de berros, 6 hojas de col, 1/4 de pepino, 2 tomates.

Migraña

La contracción nerviosa de los vasos sanguíneos del cerebro puede estar producida por la preocupación o por una alergia.

El zumo más favorable es el de hinojo, al que podemos unirle una manzana.

Mucosidad en las membranas

Las membranas con mucosidad seca son proclives a la infección: se necesitará un suministro regular de elementos esenciales. Podemos tomar dos de los zumos siguientes:
• 2 zanahorias, 2 manzanas.
• 2 zanahorias, 2 rodajas de piña.
• 1 zanahoria, I remolacha, I pepino.
• 5 rábanos picantes (rallados), el zumo de un limón, 275 ml de agua.

Nervios

¿Nos encontramos algunas veces por la tarde con los nervios crispados y de pésimo humor? Ante todo mucha cal-

ma y a continuación "manejar" y relativizar los problemas o complicaciones del día. Se necesita un momento de tranquilidad, respiración profunda y sobre todo una alimentación con alto contenido de las vitaminas B1 (tiamina), B12 (cobalamina) y C, que nos pueden ayudar a restaurar nuestros nervios y mantenerlos en un normal funcionamiento.

Nos interesarán los zumos ricos en clorofila, como el de alfalfa. La clorofila es un gran regenerador celular. Regenera los intestinos, mejora todas las funciones del organismo, asegura una vejez vigorosa.

El jugo de germinados de alfalfa permite muchas combinaciones, como con:
• germinados de alfalfa (un puñado del tamaño del puño), zanahoria y manzana.
• lo mismo, con zanahoria y lechuga.
También son recomendables:
• ½ sandía de tamaño medio.

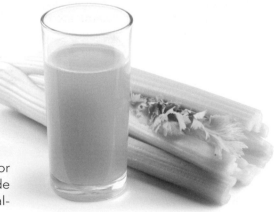

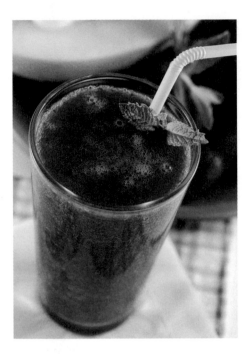

• 6 hojas de col rizada, 2 tomates, 1 tallo de apio.
• 1 manzana, 1 zanahoria, 6 coles de Bruselas.

Hay varios zumos que ayudan poderosamente al sistema nervioso, pero antes de utilizarlos examinaremos nuestro estilo de vida para desembarazamos de cualquier carga innecesaria mientras reconstituimos nuestra salud. Podemos utilizar alguno de los siguientes zumos:
• 5 espárragos, tres veces al día, con 50 cc de agua.
• 175 g de diente de león, hojas de ortiga.
• 1/4 de lechuga, 1 trozo de apio, perejil.

• 450 g de judías verdes, solas o con una cantidad igual de zumo de coles de Bruselas.

Ojos
La ceguera nocturna es un signo de insuficiencia de vitamina A.

Utiliza alguno de los zumos ricos en vitamina A. Son particularmente buenos los siguientes:
• 225 g de hinojo, 2 zanahorias.
• 75 g de berros, perejil, 3 zanahorias.
• 2 papayas.
• 2 zanahorias, 1 trozo de apio.
• 3 zanahorias, hinojo.

Obesidad.
Exceso de peso
Beber lentamente durante todas comidas un vaso de agua con 2 cucharaditas de vinagre de manzana o de zumo de limón, y no beber nada más con las comidas.

Cuando por la dieta controlada (sin ella no es probable que adelgacemos) sintamos hambre, satisfaremos nuestra necesidad de alimentos con zumos, preferiblemente depurativos. Se pueden elegir entre los siguientes:
• 2 zanahorias, 1 trozo de apio.
• 6/7 hojas de espinaca, 2 remolachas.
• 1 pepino, I remolacha, 2 tomates.

Una combinación para tomar antes de la comida que te ayuda a reducir el apetito es:
• 1 cucharada de miel, 1 trozo de apio, 50 cc de agua.

Osteoporosis

Podemos compensar esta pérdida gradual de masa ósea tomando calcio asimilable: la ortiga y la granada nos ayudan en ello de forma natural. Y el jugo de:

• 5 o 6 zanahorias, 4 hojas de col, 4 ramitas de perejil y ½ manzana.

Piel empobrecida

La pulpa de papaya ayuda a eliminar las manchas. Los zumos de limón y pepino son unos cosméticos magníficos y efectivos. No debemos permitir que los productos sintéticos obturen los poros. Entre los zumos que mejoran la piel se encuentran:

• 2 manzanas.
• 2 remolachas.

Problemas cardíacos

La visita médica a un buen especialista es obligada. Además, vale la pena asegurarte de que tu dieta es rica en grasas poliinsaturadas, además de aceites ricos en omega-3 y omega-6.

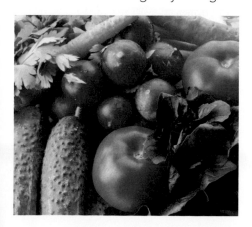

Practicar ejercicios suaves y evitar la obesidad. Zumos que ayudan:

• 2 remolachas.
• 2 papayas.
• 3 rodajas de piña.
• 2 rodajas de piña, 1 papaya.
• 3 rábanos picantes, 1 diente de ajo, zumo de 2 limones, 350 ml de agua.
• 1 zanahoria, 1 trozo de apio, perejil, 6 hojas de espinaca.

Trastornos en senos nasales

Pueden resultar muy dolorosos, así que, como base para mejorar este síntoma, tomaremos:

• 3 zanahorias y 2 rodajas de piña o papaya, más: 3 rábanos picantes (rallados).
• el zumo de un limón y 2 zanahorias. Más: un diente de ajo al día, incluido dentro del zumo o en ensalada.

Próstata

Además de tratamientos específicos, fortalecedores y preventivos, como el de la planta palmeto (Serenoa repens), o como el uso de sésamo en las ensaladas y de las semillas de calabaza, un buen zumo para aliviar los síntomas es:

• 2 remolachas, 1 manzana, 50 cc de agua.

Quemaduras solares

Lo ideal es evitarlas, pero cuando ya es tarde será útil hacer un acopio de grandes cantidades de vitamina A y de calcio. Utiliza el zumo de aguacate como agente protector del sol.

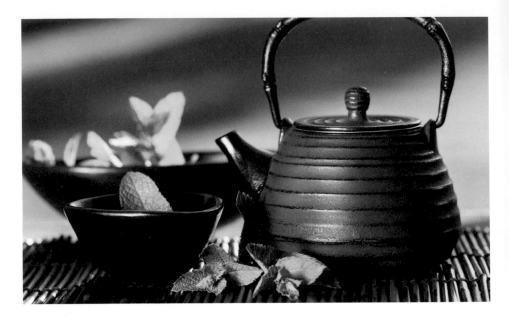

Sobre todo, sé prudente y no te expongas al sol más de 15 minutos el primer día. Luego puedes ir doblando cada día el tiempo de exposición; sobre todo conviene evitar los momentos en que el sol es más fuerte, entre las 12 y las 16 horas (solar).

Beber zumos que nutran la piel es fundamental, por lo que se aconsejan:
• 3 zanahorias, 1 manzana.

Refuerzo multimineral

Aunque nuestro cuerpo no necesite los minerales en tan altas cantidades como las vitaminas, estas sustancias resultan igualmente importantes para el buen funcionamiento de nuestro organismo. De algunos minerales necesitamos tan sólo cantidades pequeñísimas pero si faltasen, se harían notar enseguida los poco saludables síntomas de la deficiencia. Hierro, calcio, magnesio, fósforo, manganeso, potasio, sodio y zinc son algunos de los minerales que necesitamos durante toda la vida. Los zumos vegetales son especialmente ricos en minerales y excelentes para rellenar nuestras reservas de estas sustancias tan vitales.
• 1 pimiento rojo, 6 hojas de lechuga, 1 zanahoria grande.
• 3 tomates, 1 manojo de perejil, 1/4 de nabo.
• 1 manzana, ¼ de remolacha, 1 chirivía.

Refuerzo multivitamínico

Tanto los niños como los adultos necesitan un suministro constante de vitaminas y antioxidantes para mantener una salud óptima.

Los zumos pueden darnos muchos de estos nutrientes que necesitamos de forma totalmente natural. Además, son más sabrosos y agradables que tener que tragar una gran cantidad de pastillas de algún compuesto multi vitamínico.

• 2 zanahorias, 6 hojas de espinaca, ¼ de remolacha.
• un pequeño racimo de uvas, 1 nectarina.
• 2 kiwis, 1 pera, 2 albaricoques.

Rejuvenecimiento. Anti-edad

Los descubrimientos de antioxidantes en los alimentos se están sucediendo a gran velocidad, y, aunque todavía no hay unanimidad, el aumento de esperanza de vida en una persona bien nutrida es visible y más que probable. Por lo menos, todos estamos de acuerdo en que una buena nutrición asegura el aumento de la calidad de vida. En el apartado de nuevas bebidas comentamos los jugos particularmente ricos en antioxidantes, como los de açai, goji, granada, noni…, así como los frutos rojos en general y los jugos ricos en clorofila (como el de la hierba del trigo).

Disponemos de valiosos suplementos clásicos: ginseng, polen, jalea real, germen de trigo y la vitamina E en general… Además de eso, es muy útil un zumo diario de 2 papayas.

Resfriados

Tomaremos dosis masivas de vitamina C (1-2 g cada tres horas), al inicio de los síntomas. La equinácea es un potente adaptógeno que ayudará a reaccionar al organismo. También vale la pena tener a mano cebollas y limones.

• 10 mg de propóleo (própolis) serán muy útiles, tomado tres veces al día.
• el zumo de limón caliente alivia la congestión. Como específico, es una buena idea tomar:
• 500 g de zumo de naranja (unas 5 naranjas).

Retención de líquidos

Puede ser el resultado de varias causas que deberían ser tratadas, como una circulación pobre, problemas renales, etc. Los zumos con buenas propiedades diuréticas (que ayudan a eliminar líquidos) son:

• 2 alcachofas.
• 10 espárragos.
• 1 buen trozo de apio.
• 2 pepinos, 1 trozo de apio.
• 400 g de diente de león.
• 225 g de diente de león, 10 espárragos.
• hojas de ortiga.
• perejil mezclado con otro zumo.
• ½ calabaza (o 2 calabacines).
• 3 rábanos picantes (rallados) con agua caliente.

Los que sufren de retención de líquidos deben evitar añadir sal a las comidas y no comer alimentos demasiado salados.

Reumatismo muscular

Es imprescindible reconstituir fuerzas y deshacerse de los desperdicios tóxicos de nuestro cuerpo. Beber infusión de diente de león, o malta, en lugar de otras bebidas. Y podernos utilizar cualquiera de los siguientes zumos.
- 2 zanahorias, 1 trozo de apio.
- 2 zanahorias, 2 naranjas.
- 1 zanahoria, 1 remolacha, 1 pepino.
- 1 trozo de apio, 2 zanahorias, 1 pepino.
- 100 g de berros, 1 pepino, 2 remolachas.

Riñones

Como se sabe, conviene beber suficiente líquido (mucho agua, unos 2 litros diarios) para mantenerlos sanos, además se recomienda tomar, alternados, los zumos de:
- 5 espárragos, 50 ml de agua.
- 1 alcachofa, 50 ml de agua.
- 2 tallos de apio, 50 ml de agua.
- 2 remolachas, 1 zanahoria, ½ pepino.
- 1 trozo de apio, 1 remolacha, 1 pepino.

Sangre, depuración de la

La sangre transporta los elementos nutritivos, pero también las toxinas, si fuera el caso, así que conviene tenerla lo más limpia posible. Algunos zumos naturales son muy estimulantes para que la sangre sea bien pura. Probaremos alguno de entre éstos:

- 2 manzanas.
- 2 remolachas.
- 5 espárragos, 50 cc de agua.
- 2 remolachas, 1 pepino, 1 zanahoria.
- hojas de ortiga, 1 remolacha.
- 6/7 hojas de espinaca, 2 remolachas.
- 100 g de berros, 3 zanahorias.

Tendinitis

Las verduras ricas en silicio, como el pepino y el pimiento contribuyen a reducir la inflamación:
- 4 zanahorias, 2 pepinos, 2 tiras de pimiento rojo, un manojo pequeño de perejil

Tensión alta

Debes medirla periódicamente y saber si es lo suficientemente alta como para preocuparte. No fumes

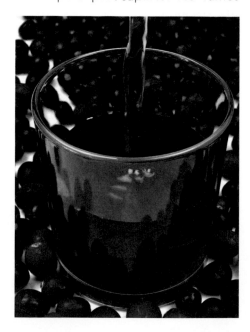

y no bebas alcohol. Mantén un peso moderado. Toma todos los días un diente de ajo mezclado con 200 cc de zumo de zanahoria (ver la sección sobre el ajo).

Toma también cualquiera de los zumos siguientes:
- 2 zanahorias, perejil.
- 1 zanahoria, 2 remolachas, 1 pepino.
- 3 rodajas de piña, 550 g de papaya.
- 275 g de alfalfa, 3 zanahorias.
- 3 naranjas.

Tensión baja

Es una inconveniencia poco grave, a menos que sea realmente baja. Tomar uno de los zumos siguientes:
- 3 zanahorias, 7/8 hojas de espinaca
- 2 remolachas, 7/8 hojas de espinaca.
- perejil, 50 g de berros, 1 zanahoria, 1 trozo de apio.

Tos

La tos expectorante, es decir, que produce la eliminación de moco, es un mecanismo protector necesario. Las toses secas se alivian haciendo gárgaras con:
- zumo de limones, 2 cucharadas de miel, 150 ml de agua caliente.

Es igualmente un excelente zumo para beber en caso de tos. Por otra parte conviene encontrar la causa, como un resfriado o un catarro, y tratarla también, así como evitar las atmósferas de fumadores o de aire contaminado. Un buen tratamiento es beber:
- 2 cebollas al día, 50 cc de agua.

Trombosis coronaria

Ha de ser tratada siempre por un buen médico. No fumar y evitar las ocupaciones que impliquen tensión. Ejercicio regular y suave cuando sea posible, poner remedio a cualquier exceso de peso y asegurarse de que las grasas que tomemos sean poliinsaturadas. Con todo, la dieta es importante, y tanto la zanahoria como el ajo deberán estar siempre presentes en ella. Y tomar zumo de:
- 2 zanahorias, 1 diente de ajo y 1 pepino.

O bien:
- un diente de ajo, 2 zanahorias
- 5 rábanos picantes (rallados), el zumo de 2 limones, 50 ml de agua tibia.
- 2 remolachas.
- 3 rodajas de piña.
- 500 g de papaya.

Úlceras de estómago

Las úlceras en el estómago producen realmente incomodidad y son potencialmente peligrosas.

A menudo se deben al estrés, que puede provocar la secreción de fuertes ácidos en el estómago incluso cuando está vacío.

Los zumos con alto contenido en vitaminas B, C y betacaroteno pueden beneficiarnos en este caso. Los zumos de la patata (aunque no resulte muy agradable) y de la papaya notoriamente alcalinizantes, suavizan las molestias producidas por las úlceras.

- 2 zanahorias, ¼ de col blanca.
- 1 patata pequeña, 3 tomates.
- ½ papaya, 1 melocotón.
- ½ papaya, 1 manzana.

Úlcera péptica, úlcera de duodeno, úlcera gástrica

No tomar dieta blanda a menos que haya una razón médica para hacerlo. Al contrario, utilizaremos pan integral. Toma, como prevención:

- 450 g de berza, el zumo de una piña y comeremos una papaya en la forma deseada.
- 350 g de borrajas, 1 manzana.
- 3 patatas, 50 cc de agua, 1 manzana.

Vegetaciones

Es una dolencia que se opera quirúrgicamente con demasiada frecuencia.
- 4 zanahorias y una de las siguientes combinaciones:

- 2 rábanos picantes (rallados), 275 g de borrajas.
- 2 rábanos picantes (rallados), 1 diente de ajo, 1 cebolla.

Varices

Se agravan con la tensión del estreñimiento. Se recomienda ejercicio, ir en bicicleta. Utilizar cereales integrales y tomar todos los días por las mañanas 225 g de zumo de manzana, o bien zumo de naranja, mandarina y limón.

Vómitos

Buscar consejo medico si la causa no es evidente. Si se debe a imprudencias en la comida o la bebida, ayunar descansará el organismo. Y uno de los siguientes zumos:
- 350 g de papaya.
- 2 rodajas de piña.
- perejil, 2 tomates.

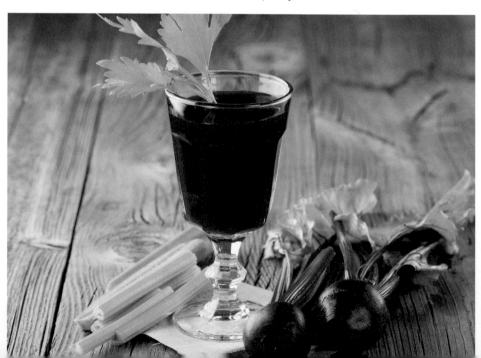

Smoothies, una fiesta con fruta

Los «smoothies» son fruta y verdura batida, a punto de beber. Hoy podemos encontrarlos también embotellados, en las vitrinas refrigeradas de las tiendas. Están emparentados con los zumos y jugos que normalmente preparamos en casa. Vamos a ver un poco su historia y algunas recetas.

Fruta para beber

La historia de los «smoothies» comienza en California: allí, en los años treinta del siglo pasado se vendían purés de frutas en tiendas de dietética. En los años cuarenta habían aparecido unas recetas de «smoothies» de banana y de piña en unos libros de cocina locales, pero su verdadero éxito comenzó a finales de los años sesenta y en la década posterior, con la eclosión de la contracultura y los nuevos estilos de vida.

Un «smoothie» es una bebida muy suave y tamizada, de ahí su nombre. Dulce, fría o helada, elaborada a base de una suave mezcla de frutas frescas o, incluso, congeladas. Suele ser más espesa que los batidos tradicionales, porque contiene la fruta completa, con toda la pulpa.

Algunos smoothies incluyen hortalizas (zanahorias, aguacate), o bien yogur o leche (o licuados vegetales), pero todos se diferencian de los batidos con leche, los populares «milkshakes», en que son más espesos, no se preparan con bolas de helado y, si se preparan en casa, están recién hechos. Los verdaderos smoothies son muy nutritivos y ricos en antioxidantes, vitaminas, minerales y fibra.

En parte, el éxito de los smoothies se relacionó por el desarrollo de los centros de fitness, muchos de los cuales ofrecen superjugos en sus «health bars» como un distintivo saludable. Incluso los preparaban al instante, allí mismo. Sin embargo, dicho éxito propiciaría la entrada en el sector de la industria de los refrescos, de las frutas congeladas y de los concentrados de fruta.

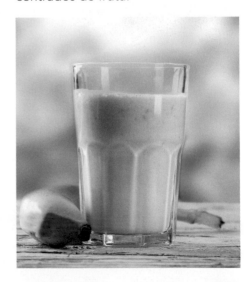

Las marcas abusan de cada palabra que colocan en sus etiquetas. La expresión «néctar de frutas» para definir botellines de agua con azúcar y un poco de fruta ha quedado atrás y estamos asistiendo a nuevos abusos en las bebidas de frutas. Incluso los primeros smoothies que llegaron a España estaban elaborados a base de concentrado y por tanto con un poder nutritivo mucho menor. Un verdadero smoothie es un delicioso caudal de valiosa energía, una bebida tan saludable que no conviene dejar de lado. Si nos acostumbramos a prepararlos en casa nosotros mismos (el equipo es sencillo: exprimidor, batidora y licuadora) la recompensa es incomparable.

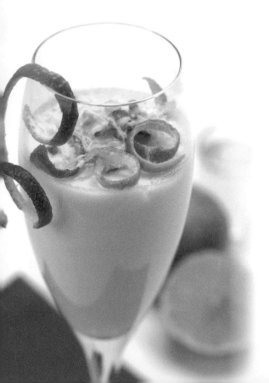

La pulpa...

Una de las claves de los smoothies es la fruta, que tomamos con toda su pulpa. Recordad que un batido (*milk shake*, en inglés), normalmente leche y una bola de helado, no es lo mismo que un smoothie, aunque estén emparentados. Sólo pasaremos por la licuadora las zanahorias o las remolachas, y no siempre. Por eso son más consistentes.

Y si en el vaso aparecen tropezones de fruta añadidos, mejor todavía. Porque se trata de un alimento que debemos tomar a sorbitos, lentamente, saboréandolo y ensalivándolo bien.

...y el alcohol

Por eso conviene hacerlos en casa, que además resulta muchísimo más barato y nos permitirá controlar el resultado: lo que pongamos en la batidora es lo que luego obtendremos. Y por eso conviene también no equivocarse con otras bebidas del sector de la coctelería.

Smoothies en casa: los utensilios

Lo importante para prepararlos en casa es elegir una buena batidora de vaso. Es fácil encontrar muy buenas batidoras de este tipo en el mercado, sólidas y con diferentes velocidades. Otros utensilios que nos ayudarán: una batidora de brazo (tipo pimer), un exprimidor para los cítricos, un pelador de patatas para las zanahorias y raíces (que conviene limpiar bien y pelarlas lo menos posible), un cepillo para limpiar las hortalizas, un cuchillo bien afilado, un rallador, un colador, cucharas, espátulas y una jarra, preferiblemente con medidas.

**Ejemplos de smoothie
(para una persona).**

Piña y limón
• dos rodajas de piña, un melocotón, el zumo de un limón

Se pasa todo por la batidora y se sirve bien frío. Es rico en vitamina C y posee propiedades diuréticas, antisépticas, relajantes y favorables para aparato el circulatorio.

Fresas y naranja
• el zumo de dos naranjas, con tres o cuatro fresas (o fresones)

Se bate todo junto con un poquito de hielo picado. Es un zumo ideal al final de la primavera, rico en vitaminas (A, C) y depurativo. También ayuda a reducir el colesterol nocivo.

Piña, naranja y zanahoria
• el zumo de cuatro naranjas, dos rodajas de piña, zanahorias medianas, licuadas

Se bate todo con un poquito de hielo picado. Es un zumo rico en hierro, betacarotenos y vitamina C. Se consi-

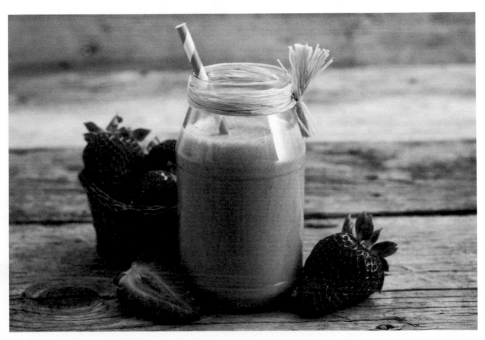

dera protector de la piel y de la vista.

La gracia está en inventar tus propios smoothies variando ligeramente las combinaciones. Hay quien rebautiza sus smoothies preferidos. En algunos locales lo hacen, a menudo en inglés y con nombres espectaculares para cada bebida.

Melocotón y albaricoque

• un albaricoque, medio melocotón, ¼ de plátano, 30 granos de uva.

Pelar y deshuesar la fruta y pasarlo por la batidora. Un smoothie clásico,

Smoothie de mango y cerezas

• 1 plátano troceado, y congelado (cortado en trozos de 1 pulgada y guardar en el congelador la noche anterior), o picado, ½ taza de jugo de manzana fresca, 7-10 cerezas picadas.

Se mezcla en la batidora y listo. Siempre sale delicioso.

Smoothie de cítricos y de arándanos

• 300 g de arándanos, 600 ml de leche de soja, 200 g de fresas, 1 lima, 400 ml de leche, 2 yogures naturales

Lavar los arándanos y verterlos junto a la leche de soja en un vaso de batidora. Triturarlo y formar un batido cremoso. Lavar la lima, cortarla en rodajas y las rodajas, en tiritas muy finas.

Lavar las fresas, eliminar el pedúnculo y aplastarlas con un tenedor hasta formar un puré.

Verter la leche y el yogur en un recipiente y batirlo enérgicamente. Agregar el puré de fresas y las tiritas de lima; mezclarlo todo bien y servirlo bien frío. Para 4 personas

Smoothie de melón, fresas y yogur

• ½ melón, 300 g de fresas, 2 yogures naturales

Lavar bien las fresas con agua fría, escurrirlas ligeramente y eliminar el pedúnculo. Retirar las semillas del melón

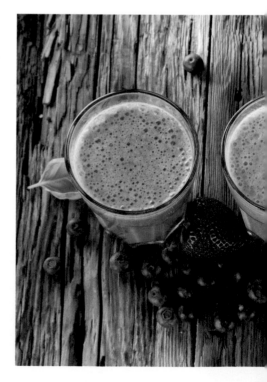

y pelarlo Trocear la fruta y colocarla en el vaso de una batidora. Agregar los yogures y batir durante unos minutos hasta conseguir un batido cremoso.

Servir inmediatamente. Para 4 personas. Si se prefiere el smoothie bien frío, colocar los ingredientes en la nevera una hora antes de prepararlo.

Melodia de plátanos y manzanas

• 1 plátano, una pizca de sal, 1 manzana, el zumo de 1 naranja, o ½ limón jengibre y canela en polvo, 1 cucharada de soja en polvo (o su equivalente licuado), 1 cucharada de piñones copos de avena (opcional).

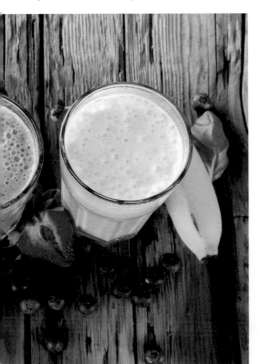

Podría hacerse sin batidora: chafamos el plátano con un tenedor; aparte se ralla la manzana y la rociamos con unas gotitas de limón para que no ennegrezca. Se mezcla el plátano con la manzana rallada y el resto de ingredientes.

Puede servirse con copos de avena puestos en remojo la noche anterior.

Melocotón y albaricoque

• un albaricoque, medio melocotón, 1/3 de plátano, 30 granos de uva.

Pelar y deshuesar la fruta y pasarlo por la batidora. Es un smoothie clásico,

Smoothies con goji

Se mezclarán en la batidora a partes iguales: goji, arándanos, frambuesas, moras y manzanas (o con cerezas, o con las variantes que os apetezcan...). Puede añadirse, al gusto, ¼ de l de agua, o zumos de frutas o una infusión de menta. También se puede añadir un poco de bebida de arroz o de avena.

Peras con salsa de mango

• 6 peras peladas y sin semillas, 250 g de azúcar integral de caña, 10 vainas enteras de cardamomo verde, ¼ l de agua
• Para la salsa de mango: 2 mangos maduros, 3 cucharadas del sirope reservado (ver preparación), 2 cucharadas de jugo de limón

Primero machacamos las vainas de cardamomo. Las ponemos en una cazuela al fuego, junto con el azúcar y el agua. Se deja hervir 10 minutos.

Luego se colocan las peras sobre el sirope que se habrá formado y se deja unos 15 minutos a fuego medio. Se dejan enfriar antes de meterlas en el frigorífico. Reservamos 3 cucharadas de sirope para elaborar la sañlsa de mango.

Para la salsa mezclamos en una batidora la pulpa de los dos mangos, el sirope y el jugo de limón, hasta que quede homogénea. Se sirve bañando las peras con una o dos cucharadas de la salsa de mango. Para 6 personas.

Papaya rellena con helado de guayaba

• 3 papayas partidas sin semillas
• Para el helado de guayaba: 150 g de azúcar integral de caña, 4 guayabas (unos 500 g en total), 250 g de crema de leche, 4 cucharadas de zumo de limón, ¼ l de agua

Se prepara un sirope poniendo el azúcar en el agua durante 5 minutos y se deja enfriar. Pelamos y partimos las guayabas a trozos, dejándolas en maceración con el sirope. Al cabo de 10 minutos lo guardamos en el frigorífico.

Después se saca del frigorífico y se va añadiendo a la crema de leche, pasándolo por un cedazo para eliminar el exceso de liquido. Para 6 personas.

Piña, naranja y zanahoria

• el zumo de cuatro naranjas, dos rodajas de piña, zanahorias medianas, licuadas

Se bate todo con un poquito de hielo picado.

Es un zumo rico en hierro, betacarotenos y vitamina C. Se considera protector de la piel y de la vista.

Recordad que la gracia está en inventar tus propios smoothies variando ligeramente las combinaciones. Hay quien rebautiza sus smoothies preferidos. En algunos locales lo hacen, a menudo en inglés y con nombres espectaculares para cada bebida.

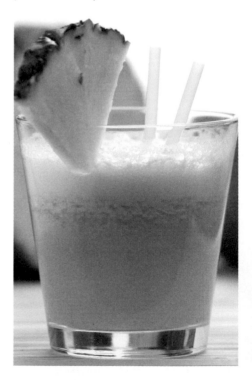

Aguas refrescantes

Las nuevas bebidas a base de infusiones de frutas, hortalizas y hierbas aromáticas

Llegan las aguas con sabores refrescantes para animar la llegada del buen tiempo. Son aguas de frutas y hortalizas obtenidas generalmente por infusión, así que son muy fáciles y cómodas de preparar y convierten el agua en una sinfonía de sabores caseros a base de frutas, hortalizas y hierbas aromáticas.

Estas aguas de sabores sutiles son una bebida fresca, refrescante y saludable para todo el mundo y las podemos beber en cualquier ocasión. Se han puesto de moda en Norteamérica, gracias a la tendencia a depurar el organismo, lo cual no deja de ser una sana reacción de la población estadounidense como consecuencia de la dieta y los alimentos procesados que consumen habitualmente.

Las aguas refrescantes ayudan a eliminar las toxinas del cuerpo gracias a la utilización de algunos alimentos de base, como el pepino, el limón, la lima y cítricos en general. En general son preferibles los zumos y jugos de frutas, pero son muchas las personas que agradecen estas aguas, que además de su efecto saludable, también ayudan a adelgazar.

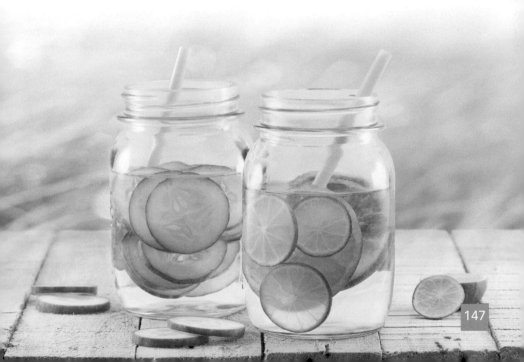

Antes de empezar...
algunos consejos

Una buena cura depurativa es siempre útil y saludable para el organismo. Ahora bien, las aguas refrescantes simplemente nos invitan a revisar nuestro estilo de vida y nuestro entorno. Un día a día estresante y ruidoso, la atmósfera demasiado contaminada, la falta de actividad física y las preocupaciones son tan tóxicos como los peores productos de la comida procesada de la industria. Permitirse momentos de calma, hacer deporte y pasar un poco de tiempo en la naturaleza tendrán sutiles efectos desintoxicantes que, sumados nos ofrecen un claro beneficio para la salud. Por eso vale la pena añadir las aguas refrescantes (o detox, como las suelen llamar también). unas inmejorables propiedades.

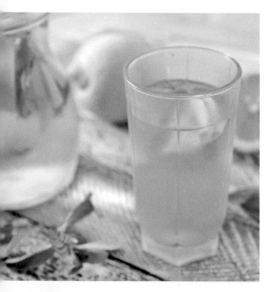

Los beneficios.
Otra versión del agua

Las aguas detox habituales constituyen una versión vitaminada del agua que bebemos durante el día y una alternativa, sana y agradable, a los refrescos del mercado.

Aunque muchos antioxidantes y vitaminas no son hidrosolubles (no pasan al agua durante la maceración), una buena parte de ellos sí lo son.

Los antioxidantes liposolubles (solubles en un cuerpo graso) son principalmente los carotenoides. Estos proporcionan su color naranja o rojo a la fruta y verdura. Por eso, todavía estarán presentes en la pulpa de los vegetales después de la maceración. Para aprovechar sus beneficios, hará falta consumirlos idealmente con un cuerpo graso (un puñado de almendras, por ejemplo).

Además, el efecto benéfico de las aguas se optimiza enormemente mediante la utilización de diferentes hierbas medicinales.

En general es preferible beber fuera de las comidas, sobre todo cuando se trata de cantidades importantes de líquido (a partir de un vaso grande). Beber el agua por la mañana al despertarse también puede ser una buena idea para poner el organismo en marcha después de una noche de completo ayuno.

Elegir la fruta y la verdura

Las frutas o verduras que elegiremos han de ser maduras, de temporada y de cultivo ecológico, para dar los mejores resultados gustativos y asegurar el máximo de beneficios. La fruta y la verdura que utilizamos en las aguas detox no se pelan, y es la piel lo que está más expuesto a los pesticidas, así que ¡no vamos a macerar productos químicos!

Lo mejor es utilizar fruta y verdura fresca y de proximidad, recogida en su punto de madurez y consumida justo después de la cosecha (las manzanas, peras o fresas, por ejemplo). En su defecto, puntualmente podemos conformarnos con fruta congelada, en general de buena calidad y si ha sido congelada justo después de la cosecha.

Combinaciones y peligros que conviene evitar

• **Plantas o frutas amargas.** Vigila siempre con el amargor de los ingredientes utilizados, ya que este aumentará en proporción al tiempo de maceración. El amargor se contrarresta con ingredientes ácidos (limón, hibisco ...) y/o dulces (frutos rojos muy maduros, frutos secos...). Evita combinar la fruta o las plantas amargas por naturaleza, por ejemplo, el romero con el té verde de baja calidad o el pomelo con el diente de león. Cuando utilices cítricos o granos de granada, saca cuidadosamente todas las membranas blancas.

• **Especias mal infusionadas.** No dejes macerar las especias enteras (vaina de canela, clavo, vaina de cardamomo, vainilla ...) en el agua porque distribuyen muy mal su sabor.

• **Verduras.** Algunas de las verduras que elegiremos, lo serán por su sabor agradable, como el hinojo o el apio, o ligeramente dulce, como la zanahoria o la chirivía. Pero a pesar de sus beneficios, las verduras no convienen a todas las aguas detox, como es el caso de la col, el brócoli, las patatas o el nabo.

• **Oleaginosos.** Los oleaginosos (almendras, avellanas...) tienen la particularidad de que en su cáscara contienen anti nutrientes. Para deshacerse de una parte de ellos, es suficiente con dejarlos en remojo durante algunas horas y tirar el agua. No obstante, aunque volvamos a dejarlos en remojo, no desarrollarán su sabor lo suficiente para perfumar un agua detox.

• **Sabores demasiado discretos.** Evita combinar fruta o verdura con un sabor poco marcado (pepino, granada, sandía...) o asegúrate de añadir un ingrediente más perfumado para realzar el conjunto (una especia, una hierba aromática o una fruta muy aromática).

Los ingredientes

• **Cítricos.** Ricos en vitamina C hidrosoluble, naranjas, pomelos y similares aportan un punto refrescante y ácido a la bebida. Para evitar el amargor de la membrana blanca que los envuelve, hace falta pelarlos bien con un cu-

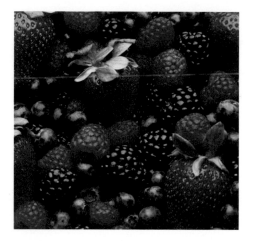

de té para evitar que se mezclen con los trocitos de fruta o verdura que luego te podrás comer.

• **Especias.** Canela, clavo, pimienta y otras especias tienen propiedades estimulantes, digestivas y reconfortantes. Úsalas enteras y sin moler, picándolas en un mortero justo antes de realizar la preparación. Esto evita que sus propiedades y sabor se oxiden.

Algunos consejos

• **Limón.** Podemos añadirlo a la mayoría de las recetas: la acción antioxidante de la vitamina C que contiene permite una mejor conservación de la fruta y la verdura en maceración.

• **Recipiente.** Conviene que sea de cristal (no de plástico), idealmente un recipiente grande y con tapa, que sobre un poco para la cantidad de agua que tendrá que albergar. Los de litro son excelentes.

chillo afilado para que sólo macere la pulpa. Las clementinas y las mandarinas se pueden pelar con normalidad.

• **Frutos rojos.** Ricos en antioxidantes, son fáciles de utilizar y dan un bonito color a la preparación. Por lo general, daremos prioridad a los frutos rojos frescos para proporcionar el máximo sabor.

• **Té verde.** Permite realizar una versión muy sana del té helado, aportando su contenido en antioxidantes (más importantes que en el té negro). Escógelo de calidad y bio, a granel mejor que en saquitos para evitar un exceso de amargor.

• **Hierbas aromáticas.** Utilizadas frescas o en saquitos de tisana, las plantas y hierbas aromáticas tienen propiedades que pasan al agua tanto en frío por maceración como en caliente por infusión. Ponlas en una bolsita o bola

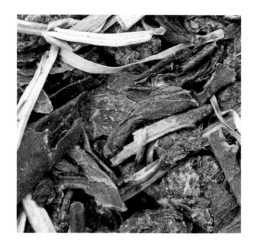

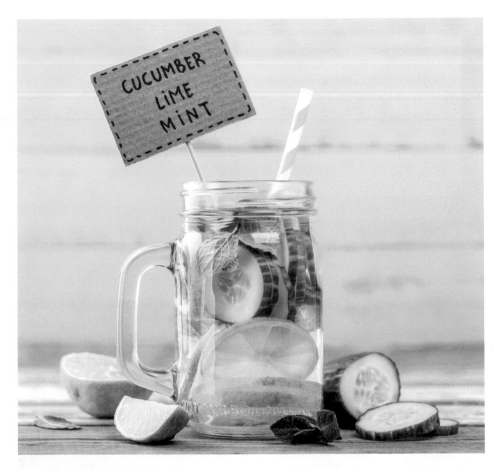

• **Corte.** Cortaremos la fruta y las verduras a rodajas o a trocitos lo suficientemente pequeños para permitir tanto a los sabores como a las propiedades de los ingredientes distribuirse bien en el agua, pero no demasiado, para evitar que las frutas más tiernas (pera, plátano...) se deshagan. Si las frutas en sí ya son demasiado pequeñas para cortar a trozos (bayas), podemos chafarlas delicadamente en un mortero antes de meterlas en el agua.

Qué hacer con la fruta ya utilizada

Aunque sean menos gustosos atractivos después de la maceración, podemos aprovechar la fibra y nutrientes no solubles en el agua. La forma más sencilla de reutilizar las frutas y las verduras de las aguas detox es batirlas en una licuadora para hacer un smoothie. Añádele zumo (preferiblemente casero), especias y, si quieres, algún ingrediente dulce.

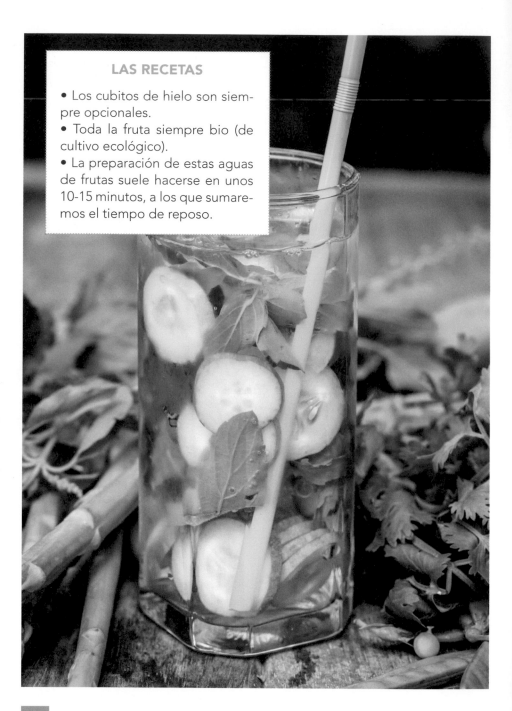

LAS RECETAS

• Los cubitos de hielo son siempre opcionales.
• Toda la fruta siempre bio (de cultivo ecológico).
• La preparación de estas aguas de frutas suele hacerse en unos 10-15 minutos, a los que sumaremos el tiempo de reposo.

Agua de limón y menta

• agua, un limón, menta fresca
opcional: endulzante

A un litro de agua, le añadiremos un limón partido por la mitad y previamente lavado. Añadimos también unas hojas de menta fresca y lo dejamos en la nevera. Ya está listo para beber.

Notas del chef. Si lo encontramos muy ácido, podemos añadirle un poco de sirope de ágave de absorción lenta u otro endulzante saludable. También podéis probar con otros zumos o jugos, como los de manzana o uva, combinándolos proporcionalmente al gusto.

La receta del agua de limón y menta es antiquísima, ideal e infalible para calmar la sed, tanto en épocas de calor como después de un gran esfuerzo.

Agua de pepino e hinojo con tomillo

• ½ hinojo, ¼ pepino, 400 ml de agua mineral y unas ramitas de tomillo, o bien unas hojas de menta fresca

Limpiamos el pepino y el hinojo y la hierba aromática elegida. Cortarlos bien a rodajas, con la mandolina o similar.

Colocarlos en el tarro, añadir el agua (y eventualmente unos cubitos de hielo). Cerrar el tarro y guardarlo en el frigorífico toda la noche. Beber al día siguiente (suele hacerse con una pajita.

OTRAS RECETAS QUE SE PREPARAN DE LA MISMA FORMA

Para ½ litro, con 400 ml de agua mineral:

• **Fresa, sandía y lima:** con ½ granada en granos, ¼ de sandía y ½ lima. 378501616:

• **Cítricos y romero:** con ½ limón, ¼ de pomelo, ½ naranja y 2 ramitas de romero fresco.

• **Fresa, limón y menta:** 4 o 5 fresas, ½ limón y 1 ramita de menta fresca.

• **Pepino, fresa y frambuesa:** ¼ de pepino, 5 fresas y 5-6 frambuesas (romero opcional).

• **Frutos rojos y menta:** grosellas al gusto, unas 5 moras, 10 arándanos (o unas rodajas de limón) y una ramita de menta.

• **Lima, grosella y menta:** ½ lima grande, unas grosellas al gusto y un poco de menta

• **Manzana y canela:** 1 manzana a rodajas, 2 ramitas de canela.

• **Fresas con limón:** 5 fresas y ½ limón. Lima con limón: ½ lima, ½ limón y unas rodajitas (opcional) de pepino.

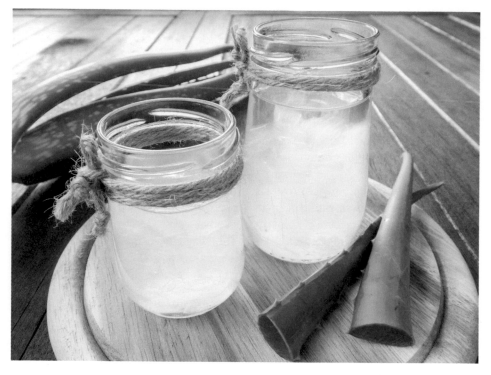

Jugo y agua de aloe vera en casa

El aloe vera es bien conocido por su poder curativo en afecciones de la piel (en uso externo), pero también existe otra forma excelente de incorporar sus beneficios si lo bebemos en forma de jugo. El jugo de aloe vera resulta especialmente favorable para todo tipo de trastornos digestivos, regulando el tránsito intestinal, inhibiendo la acidez, previniendo la diarrea, etc. Y resulta sumamente favorable para el tratamiento de ulceras del sistema digestivo.

El jugo de aloe vera hoy en día se consigue en forma comercial, pero también lo podemos preparar en casa. Obtendremos un jugo de aloe fresco (que puede hacerse más concentrado y potente), ecológico y sin aditivos.

Corta con un cuchillo bien afilado algunas pencas (hojas carnosas) de una planta de aloe vera. Trata de cortarlas bien en la base, pero sin dañar las demás hojas que quedarán en la planta.

Elimina las hileras laterales que llevan pequeñas espinas.

Lava cuidadosamente las hojas. Pela la cáscara o corteza de las pencas y échalas a la basura. Asegúrate de quitar la capa amarillenta que está debajo de la corteza, pues esta parte, además de que es muy amarga, puede resultar irritante e incluso causar diarrea y molestias al estómago.

Reserva solo los cristales, es decir la sustancia gelatinosa transparente que se encuentra en el interior de las hojas.

Pon el gel de aloe vera en una licuadora, batidora o procesadora. Añade, al gusto, una parte de zumo de alguna fruta cítrica.

Sigue licuando unos instantes más, hasta obtener una consistencia homogénea.

• **Agua de aloe vera.** La forma clásica de obtenerlo es sumergir la penca de aloe, limpia y pelada, en un vaso de agua mineral.

Tanto el jugo como el agua de aloe vera pueden comprarse ya hechos, pero lo mejor, como decimos, y como ocurre en todos los zumos, es beberlo recién licuado.

Suele preferirse el jugo combinado con frutas, pero si se elige el agua

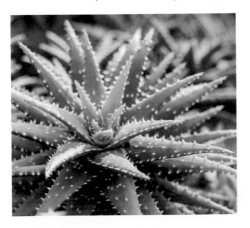

de aloe vera (que también puede obtenerse diluyendo el jugo), la endulzaremos ligeramente, por ejemplo con sirope de agave.

• **Consejos.** Trata de preparar el jugo inmediatamente después de haber cortado las hojas, porque se oxidan enseguida al contacto con el aire.

El jugo se guardará en el frigorífico, en un recipiente hermético. Allí se conservará una semana. Cuanto antes se consuma, más se aprovechan sus propiedades. Más información en www.mejorconsalud.com

Iskiate, la bebida de chía de los tarahumara

Las semillas de chía son cada vez más conocidas y se merecen esta creciente popularizad gracias a su riqueza en nutrientes. Contienen proteína completa calcio, ácidos grasos omega-3, fibra, antioxidantes potasio y hierro entre otros nutrientes interesantes. La forma básica de prepararla para obtener todos sus beneficios consiste en triturarla o dejarla en remojo al menos 20 minutos antes de consumirla.

Una bebida de chía es el iskiate, tradicional entre la cultura tradicional de los tarahumara, que viven al norte de México, en la Sierra Madre Occidental (estado de Chihuahua). Entre ellos se conocen como raramuri, ("los de los pies ligeros"). Recogemos aquí la receta presentada por Adam Martín:

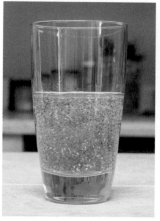 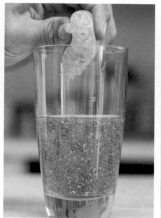 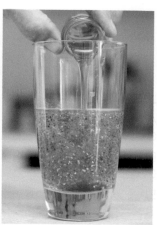

• 1 vaso de agua, 1 cucharada sopera de semillas de chía, un par de cucharadas de zumo de limón, endulzantes naturales, como melaza de arroz o jarabe de agave (opcional)

1. Mezcla la chía con el agua y dejar reposar un mínimo de 10 minutos. Si quieres, puedes esperar un poco más: cuanto más tiempo pase más gelatinosa será la bebida.

Añadir el zumo del cítrico y, si quieres, el endulzante.

Para saber más

Libros

Antist, Claudia, *Superzumos*. Ed. Océano Ámbar.

Blasco, Mercè, *Ayuno con zumos*. Ed. Océano.

Blasco, Mercè, *Leches vegetales*. Ed. Océano.

Blauer, S., *The Juicing book*. Ed. Avery (Penguin).

Bonet, Dr. Daniel, *Beber salud*. Ed. Ibis.

Boutenko, Victoria, *La revolución verde*, Ed. Gaia.

Calbom, C., *The Juice Lady's guide to juicing for Health*. Ed. Avery (Penguin).

Carper, J., *Remedios milagrosos*. Ed. Urano.

García, Luis, *Cocina líquida vegetal*. Ed. Diversa.

Gélineau, Claude, *Los germinados en la alimentación*. Ed. Integral.

Green, Fern, *Smoothies, la solución antioxidante*. Ed. Lunwerg.

Heinerman, John, *Enciclopedia de jugos curativos*. Ed. Prentice Hall.

Herp, Blanca, *Cómo curan los zumos verdes*. Ed. RBA.

Herp, Blanca, *Cómo curan las bayas de goji*. Ed. RBA.

Hirsch, A., *Zumos, jugos, tés y batidos para su salud*. Ed. Oniro.

Huete, Anna, *Energía para beber*. Ed. Océano.

Kenton, L., *La curación por los zumos*. Martínez Roca.

Lewis, Sara, *Bar de zumos*. Ed. Parragon.

Louet, Mirelle, *Zumos verdes*. Ed. Ed. Robin Book.

Lucano, Sonia, *Aguas detox*, Grijalbo.

Manheim, Jason, *Beber verde*, Ed. Gaia.

Máñez, Carlota, *Bebidas para las 4 estaciones*. Ed. Océano.

Marcelo, Arturo y Purtí, Iona, *Té verde*. Ed. Océano Ámbar.

Meyerowitz, S., *Juice Fasting & Detoxification*. The Sprout House.

Miles, Kristine, *La biblia de los licuados verdes*, Grijalbo.

Owen, S., *100 zumos para cuidar tu salud*, Grijalbo.

Wigmore, Anne, *Más vitalidad con la hierba del trigo*. Ed. Océano Ámbar.

En la colección Básicos de la salud:

Zumos verdes - *Mirelle Louet*

La combinación de los alimentos - *Tim Spong y Vicki Peterson*

Alimentos anticáncer - *Blanca Herp*

Superfoods - *Blanca Herp*

La curación por el limón - *Horatio Derricks*

El poder curativo del ajo - *Dr. Stephen Fulder*

Detox - *Blanca Herp*

La cura de uvas - *Blanca Herp*

El libro del vinagre de manzana - *Margot Hellmiß*

Zumos para una vida sana - *Caroline Wheater*

Infusiones para vivir mejor - *Blanca Herp*

Smoothies - *Mireille Louet*

Cocina Sana - *Emma Miller*

Smoothies para niños - *Mireille Louet*

En la colección Masters:

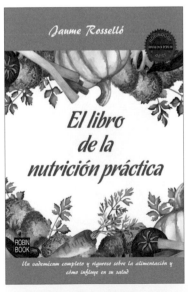

Un vademécum a todo color
sobre la alimentación y cómo
influye en su salud.

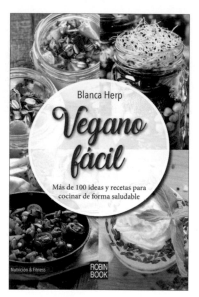

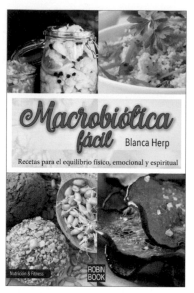

Más de 100 ideas y recetas a todo color para cocinar de forma saludable.

Recetas para el equilibrio físico, emocional y espiritual

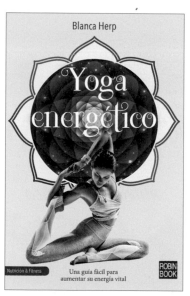

Una guía fácil para aumentar su energía vital. Descubra su lado más espiritual a partir de sencillos ejercicios.